慢性病体质养生指导系列丛书

冠心病体质养生指导

张晓天　王莹　主编

科 学 出 版 社
北 京

内 容 简 介

作者以中医“治未病”理论为基础，从中医体质学入手，全文分四个章节详细阐述了中医对冠心病的病名流源考辨、病因病机、诊断、辨证分型及日常调护的关键点；着重介绍了冠心病患者的常见体质类型，并详尽描述了针对不同体质的冠心病患者的药膳、药茶、中药、功法锻炼及自我穴位按揉方法，同时也介绍了冠心病常见合并症的中医养生方法。让读者对冠心病相关知识有一定的了解，并进一步通过自身日常生活调护及中医特色诊疗法防治冠心病的发生与发展。

图书在版编目(CIP)数据

冠心病体质养生指导/张晓天，王莹主编. —北京：科学出版社，2015.8
(慢性病体质养生指导系列丛书)
ISBN 978-7-03-045366-2

Ⅰ.①冠… Ⅱ.①张… ②王… Ⅲ.①冠心病－养生(中医) Ⅳ.①R256.29

中国版本图书馆 CIP 数据核字(2015)第 185993 号

责任编辑：朱 灵 陆纯燕
责任印制：谭宏宇 / 封面设计：殷 靓

科学出版社 出版
北京东黄城根北街 16 号
邮政编码：100717
http：//www.sciencep.com
南京展望文化发展有限公司排版
上海欧阳印刷厂有限公司印刷
科学出版社发行 各地新华书店经销

*

2015 年 8 月第 一 版 开本：A5(890×1240)
2015 年 8 月第一次印刷 印张：5 3/4
字数：102 000

定价：28.00 元

《冠心病体质养生指导》
编辑委员会

主　编　张晓天　王　莹

副主编　朱蕴华

编　委（按姓氏笔画排序）

王　莹　王　燕　王琳茹

丘俊鑫　朱蕴华　汤峥丽

张晓天　郑　珏　秦秀芳

钱呈秋　郭丽雯　谈晓红

丛 书 序

20 世纪初，四明医院（曙光医院前身）延医施诊；21 世纪初，曙光医院已发展成为位列上海十大综合性医院的三级甲等综合性中医院、上海中医药大学附属医院，从四明医院慈善济困开始，到如今“大医德泽、生命曙光”医院精神的秉持，百年传承中，曙光人始终将“未病先防、既病防变”的中医“治未病”理念作为自己的服务宗旨。从健康俱乐部到健康宣讲团，从曙光中医健康热线到杏林讲坛，弘扬中医药文化、普及中医药知识一直是曙光人不懈努力的方向。

近日，曙光医院拟整合现有资源，实施“中医药文化科普教育基地建设工程”，建设目标是实现科普教育的整体策划、分步推进、资源联动，产生规模效应，探索建立中医药科普教育的多维立体传播模式。该项目成功入选“上海市进一步加快中医药事业发展三年行动计划（2014 年—2016 年）”建设项目。此外，曙光医院还承担了由上海市中医药发展办公室部署的“中医健康素养促进项目”。在这两个项目的建设要求中，科普读物的编写和出版均为重要组成部分。

欣闻本院治未病中心的医务人员积极编写“慢性病体质养生指导系列丛书”,因而欣然同意纳入我们的科普建设项目,并愿意给予各方面的支持。

曙光医院治未病中心是以人类健康为中心,开展个体化预防、保健和诊疗服务,普及“未病先防”的中医健康理念,实施中医体质评估、健康体检、健康咨询指导和综合治疗的临床科室。科室除承担医教研任务外,大力开展中医药科普教育和培训工作,是道生四诊仪上海中医药大学培训基地、WHO 上海健康科普教育基地,同时还是“治未病”进社区的主要推动实施者。这次“慢性病体质养生指导系列丛书”的编写,正是他们在亚健康人群及常见慢性病人群健康管理方面所具备深厚实力的又一次展现。

我相信无论是慢性病患者、健康关注者还是临床医务人员,这都是一套十分值得阅读的好书!

上海中医药大学附属曙光医院党委书记

2015 年 7 月

前　　言

冠心病是一种由冠状动脉器质性狭窄或阻塞，或动力性血管痉挛引起的心肌缺血缺氧或心肌坏死的心脏病，全称冠状动脉性心脏病，亦称缺血性心脏病。冠心病已成为当今严重危害人类健康和生活的心血管疾病之一。冠心病的危险因素错综复杂，传统的危险因素如吸烟、高血压、糖尿病、高血脂等已广为人知，但近年来的流行病学研究已证实，与冠心病相关的危险因素高达200种。冠心病患者常常合并肥胖、高血压、高血脂及糖尿病，通过加重动脉粥样硬化，增加心肌缺血、缺氧，最终可导致不可逆的细胞损伤和心肌坏死。因此，如何在饮食起居调护、不同季节及心理调护方面积极有效的防治冠心病成为当前医学领域至关重要的课题之一。

根据冠心病的临床表现，可归属于中医“胸痹”、“心痛”、“厥心病”等病的范畴，最早的症状记载见于《黄帝内经》，其中详尽描述了该病的病因病机、临床表现、治疗原则、具体方药及日常调护。在中医发展的历史长河中，历代医家对本病的不同认识相互补充，集合成现如今完备的中医理论体系。《金匮要略》明确提出本病的病机特点是“阳微阴弦”，并根据不同的临床表现拟定了疗效确著的九章方剂，体现辨证论治的思想；《备急千金要方》和《千金翼方》在针灸治疗方面总结了许多有效的经验；《医林改错》则提倡以活血化瘀法为主要治疗原则，也为治疗本病开辟了新的途径。

本书以中医“治未病”理论为基础，着重介绍了冠心病的易患体质，从中医体质学入手，针对冠心病患者，给予个体化的治疗方案及预防措施，为中医治疗冠心病开启了新的篇章。

目　录

第一章
总　论

冠心病相关基础知识

冠心病的概念、症状及分类

概念

冠心病是一种由冠状动脉器质性（动脉粥样硬化）狭窄，或阻塞，或动力性血管痉挛引起的心肌缺血缺氧（心绞痛）或心肌坏死（心肌梗死）的心脏病，统称冠状动脉性心脏病（简称冠心病），亦称缺血性心脏病。既往冠心病仅指冠状动脉粥样硬化引起的心脏病，现在明确地提出冠状动脉功能性改变引起的心肌损害也称冠心病。也就是说，冠心病包括冠状动脉粥样硬化性心脏病（CHD）和冠状动脉性心脏病（CAD）。

症状

冠心病的表现多种多样，可无明显临床症状，典型者多于劳动或兴奋时，受寒或饱食后突然发作疼痛，疼痛部位位于胸骨上段或中段之后的心前区，亦可波及大部分心前区或上腹部，沿手臂内侧至小指端，并可放射至肩、上肢、颈或背，尤以左肩或上肢由前臂内侧直达小指或无名指较多见。同时可伴有头晕、气促、汗出、寒战、恶心、呕吐及晕厥等症状，严重者可能因为心力衰竭而死亡。

分类

根据冠状动脉的部位、范围、血管阻塞程度和心肌供血不足的发展速度、范围和程度的不同，冠心病分为无症状型、心绞痛型、心肌梗死型、缺血性心肌病型、猝死型 5 种临床类型。

无症状型：有的冠心病患者有心慌、胸闷、憋气、胸痛等症状，而有些患者没有什么症状，只有体检或因其他疾病就诊时，经心电图检查发现有 ST 段压低、T 波低平或倒置等心肌缺血的心电图改变。虽经过全面检查明确诊断为冠心病，但由于平时并没有什么临床症状，因此称为“无症状型冠心病”或“隐匿型冠心病”。

心绞痛型：主要以发作性的胸骨后疼痛为表现的冠心病，为一过性心肌供血不足所引发。

心肌梗死型：因冠状动脉闭塞所导致的心肌急性缺血坏死，临床表现为剧烈胸痛，则称为“心肌梗死型冠心病”。

缺血性心肌病型：该型表现为心脏增大、心力衰竭和心律失常，为长期心肌缺血导致心肌纤维化引起的，故称为

“缺血性心肌病型冠心病”。临床表现与原发性扩张型心肌病相似。

猝死型：因原发性心脏骤停而猝然死亡，故称为猝死型冠心病。多为缺血心肌局部发生电生理紊乱，引起严重的室性心律失常所致。

冠心病的流行病学调查

冠心病已经成为当今严重危害人们健康和生活的心血管疾病之一，冠心病的危险因素错综复杂，传统的危险因素如吸烟、高血压、糖尿病、高血脂等已广为人知，但近年来的临床及基础研究发现，约 50%的冠心病患者不具备已经确定的传统危险因素，因此目前对冠心病发病危险因素的探讨仍然是备受关注的热点问题之一。流行病学研究已证实与冠心病等心血管疾病相关的危险因素高达 200 种，根据作用强度可以将冠心病危险因素分为主要危险因素[年龄、家族史、男性、高血压、吸烟、血总胆固醇（TC）水平升高、血低密度脂蛋白胆固醇（LDL－C）水平升高、血高密度脂蛋白胆固醇（HDL－C）水平降低、糖尿病]、潜在危险因素[超重/肥胖、血甘油三酯（TG）水平升高、胰岛素抵抗、血载脂蛋白 A 水平升高、血凝血因子水平升高、慢性炎症、血同型半胱氨酸水平升高]和社会经济/心理行为因素（教育程度偏低、经济收入、职业及其变动、不健康饮食、缺乏体力活动、过量饮酒、精神紧张、生活工作压力）等。在众多的心血管病危险因素中，一些是不能控制或目前尚无有效办法控制的因素，如年龄、性别、种族、家族史、基因及蛋白质结构功能的改变等，这些因素对于高危个体的筛选和识别具有重要意义；而另外有些因素可以进行有效的干预，对于疾病的控制和预防也具有非常重要的意义，如吸烟、饮酒、饮食习惯、血压和血脂等。

冠心病的病因和发病机制

病因

血脂异常：血脂异常是冠心病最重要、最常见的危险因素之一。有研究表明，血浆总胆固醇（TC）与冠心病的患病率及死亡率有着密切关系。动物实验表明，给动物人工喂含高胆固醇的食物可产生实验性的动脉粥样硬化。高胆固醇血症患者较血清胆固醇正常者的冠心病危险因素增加5倍。总胆固醇量减少1%，心血管疾病的危险性可减少2%。甘油三酯水平升高与冠心病危险增加呈正相关，低密度脂蛋白胆固醇水平升高与冠心病发展亦密切相关。低密度脂蛋白升高者冠心病或心肌梗死的危险性比健康人高2～3倍。而低水平的高密度脂蛋白胆固醇被认为是除了高胆固醇血症、高血压和吸烟之外，冠心病的第4个主要危险因素。

高血压：高血压是引起冠心病最常见、最重要的易患因素。舒张期高血压或收缩期高血压都能促进冠状动脉病的发生。临床资料表明，我国冠心病患者中有60%～70%合并高血压，而高血压病患者中冠心病的患病率较血压正常者3～4倍。平均动脉压每升高1.3 kPa(10 mmHg)，冠心病的危险性增加30%。

血压增加时容易造成血管内皮的损害，而形成动脉粥样硬化。此外，患高血压病时，高级神经中枢活动障碍，神经内分泌紊乱，使儿茶酚胺释放过多，而儿茶酚胺的增多可直接损伤动脉血管壁，使冠状动脉痉挛，促使冠状动脉粥样硬形成。临床资料表明，有效地治疗高血压，可减少或延缓冠心病的发病。

糖尿病和糖耐量异常：糖尿病患者冠心病的发病率及死亡率远较无糖尿病者高，且发病早。糖耐量降低和糖尿病的患者，发生冠心病的危险性为正常男性的1.5倍，为正常女性的2倍。在20岁以后发病的糖尿病患者中，有半数死于冠心病。糖尿病患多伴有高脂血症，或伴有血Ⅷ因子增高及血小板活力增强，这会加速动脉粥样硬化血栓形成和动脉堵塞。

超重和肥胖：超重和肥胖是能量的摄入超过消耗，体内脂肪蓄积过多所致。如果脂肪主要在腹壁和腹腔内蓄积过多，则称为中心型或向心性肥胖。超重是否是冠心病的独立危险因素还有一定的争议，但超重在冠心病发病的影响至少在一定程度上与其他危险因素有关，包括高血压、血脂异常、糖耐量异常、血凝状态和炎性因子等。然而肥胖与冠心病发病有明确因果关系，而且超重和肥胖患者往往同时伴有血压、血脂和糖耐量异常，这大大增加了冠心病的危险。我国肥胖问题工作组建议：体重指数（BMI＝体重公斤数/身高米数的平方）18.5为体重过低；18.5～23.9为体重正常；24.0～27.9为超重；28.0为肥胖。据报道，冠心病发病随体重指数（BMI）增加而增加，BMI＞26者较正常体重组者较正常体重组冠状动脉粥样硬化性心脏病（CHD）的发病率增加1.9倍。

有报道指出，超过标准体重的10%是冠心病的一个独立危险因素，尤其是50岁以下的中年人。中心型或腹部肥胖者危险性较大，这种类型的肥胖与心血管病、高血压、血脂异常和胰岛素抵抗的发生相关。肥胖还直接或间接通过加重高血压、左心室肥厚、胰岛素抵抗和脂质异常而参与心力衰竭的发生和发展，尤其是妇女冠心病对心力衰竭的影响更大。幼儿期肥胖，随着年龄的增长，也会形成高脂血症、高血压及糖耐量的下降，因此，控制幼年肥胖对预防冠心病有重要意义。

吸烟：吸烟是冠心病、脑血管病、周围血管病的独立危险因素。而对于已经患有冠心病者，吸烟更可加速病情进展和引起心脏病发作。吸烟还可使冠心病的发生年龄提前，每日吸烟2包以上者患心肌梗死年龄比不吸烟者提前8.7年。被动吸烟也是其危险因素之一。烟草中的尼古丁及一氧化碳对心血管有直接损害，吸烟可使冠心病患者心率加快，血压升高，诱发冠状动脉痉挛及粥样斑块脱落等，从而导致急性心肌梗死。

饮酒：适量饮酒与冠心病发生率呈负相关。少量饮酒可降低冠心病的死亡率，提高血浆高密度脂蛋白胆固醇。但大量饮酒可使总胆固醇浓度升高，其冠心病的患病率及死亡率增高。长期大量饮酒可诱发冠心病、心肌缺血，这与冠状动脉痉挛有关。

不合理的膳食结构：每日摄入的营养分为两种：常量营养和微量营养。常量营养是指碳水化合物（主要是糖类）、脂类和蛋白质；微量营养包括维生素和矿物质等。人体所需的热量来自常量营养，而维生素和矿物质不提供热量。过量的热量摄入能导致超重和肥胖，过多的胆固醇、饱和脂肪摄入可引起血脂紊乱，摄入较多的钠、较少的钾、较少的蔬菜水果可以影响血压的控制。流行病学研究证明饮食结构和食物分类与心血管疾病风险降低密切相关。摄入水果、蔬菜、谷类、坚果、豆类、鱼类（更可取的脂肪）、家禽、瘦肉、低脂和无脂奶制品以及植物油等可以降低心血管疾病发生的风险性。适当的营养调节在预防冠心病方面起着重要作用，饮食干预能降低一些患有血脂代谢紊乱、高血压、肥胖等危险因素的高危人群的冠心病患病风险。

缺乏运动：适当的体力活动和体育锻炼能防止动脉粥样硬化的发生，而长期从事脑力劳动，缺乏体育锻炼和体力活动者易患冠心病。长时间静坐而缺少适当活动者，神经紧张，内分泌紊乱，血浆脂质浓度升高，血压上升，冠状动脉内皮细胞损伤，易患冠心病。

遗传因素：近年研究发现，一些基因型与冠心病发病有关。有冠心病家族史者容易发病，而且发病年龄也较轻。父母患冠心病者，其子女患病率较一般人高2～6倍。但是，冠心病并不是一种遗传性疾病。

年龄：各种冠心病防治指南中已明确将年龄作为冠心病的发病危险因素，指出男性年龄大于55岁，女性年龄大于65岁是冠心病的重要危险因素。40岁以前发病率很低，40岁以后每10年约增加1倍。但这并不意味着冠状动脉粥样硬化是中年以后才开始形成的。相反，近年来20～30岁人群中，冠心病、急性心肌梗死的患者也不少见。

其他：C-反应蛋白增高，高同型半胱氨酸血症，胰岛素抵抗增加，血中纤维蛋白原及一些凝血因子水平增高，病毒、衣原体感染等；社会心理因素、工作压力大、精神负担重、情绪紧张以及长期接触噪音、口服避孕药等也是冠心病的易患因素。

发病机制

损伤应答学说：各种原因引起内皮细胞损伤，损伤的内皮细胞分泌生长因子，吸引单核细胞聚积，并迁入内皮间隙，吞噬脂质，形成单核细胞源性泡沫细胞。内皮细胞分泌的生长因子激活动脉中膜的平滑肌细胞，后者吞噬脂质，形成平滑肌细胞源性泡沫细胞。

脂质渗入学说：高脂血症引起的内皮损伤和内皮细胞通透性增加，使血液中的脂质多沉积在内膜内，引起巨噬细胞的清除反应和中膜平滑肌细胞的增生形成粥样斑块。

单核巨噬细胞作用学说：动脉粥样硬化中单核巨噬细胞的作用为：① 吞噬胆固醇成为泡沫细胞，大量采集形成动脉粥样硬化的早期脂纹；② 促增殖作用：被激活的巨噬细胞释放多种趋化因子导致血小板在损伤的部位聚集，促进中膜平滑肌的迁移和增生；③ 参与炎症和免疫过程病变中可见淋巴细胞浸润。

冠心病的诊断

诊断方法

临床表现：心绞痛是冠心病的主要临床症状，根据心绞痛发作时的部位、性质、诱因、持续时间、缓解方式等特点和伴随症状及体征，便可鉴别心绞痛和心肌梗死。也就是说，典型的症状和体征对冠心病心绞痛和心肌梗死的诊断至关重要。

心电图：心电图是冠心病诊断中最早、最常用和最基本的诊断方法。心电图使用方便，易普及，当患者病情变化时便可及时捕捉其变化情况，并能连续动态观察和进行各种负荷试验，以提高其诊断敏感性。无论是心绞痛或心肌梗死，都有其典型的心电图变化。

核素心肌显像：根据病史，心电图检查不能排除心绞痛时可做此项检查。核素心肌显像可以显示缺血区，明确缺血的部位和范围大小。结合运动试验再显像，则可提高检出率。

冠状动脉造影：可以明确冠状动脉有无狭窄，狭窄的部位、程度、范围等，并可据此指导治疗所应采取的措施。同时，进行左心室造影，可以对心功能进行评价。

超声和血管内超声：心脏超声可以对心脏形态、室壁运动以及左心室功能进行检查，是目前最常用的检查手段之一。血管内超声可以明确冠状动脉的管壁形态及狭窄程度。

心肌酶学检查：急性心肌梗死的诊断和鉴别诊断的重要手段之一。临床上根据血清酶的升高和特异性同工酶的升高等肯定性酶学改变可明确诊断为急性心肌梗死。

心血池显像：可用于观察心室壁收缩和舒张的动态影像，对于确定室壁运动及心功能有重要参考价值。

冠心病的早期发现

冠心病是中老年人的常见病和多发病，处于这个年龄阶段的人，在日常生活中，如果出现下列情况，要及时就医，尽早发现冠心病。

(1) 劳累或精神紧张时出现胸骨后或心前区闷痛，或紧缩样疼痛，并向左肩、左上臂放射，持续3～5分钟，休息后自行缓解者。

(2) 体力活动时出现胸闷、心悸、气短，休息时自行缓解者。

(3) 出现与运动有关的头痛、牙痛、腿痛等。

(4) 饱餐、寒冷或看惊险影片时出现胸痛、心悸者。

(5) 夜晚睡眠枕头低时，感到胸闷憋气，需要高枕卧位方感舒适者；熟睡或白天平卧时突然胸痛、心悸、呼吸困难，需立即坐起或站立时方能缓解者。

(6) 用力排便时出现心慌、胸闷、气急或胸痛不适。

(7) 听到噪声便引起心慌、胸闷者。

(8) 反复出现脉搏不齐，不明原因心跳过速或过缓者。

为及早发现冠心病，40 岁以上的人应定期做以下的检查：

- 建议 40 岁以上男性、绝经期后女性、缺血性心血管疾病及其高危人群，应 3～6 个月测一次血脂。首次发现血脂异常时应在 2～4 周内，再予复查。
- 每月至少做一次血压检查。
- 每月至少做一次血糖检查。

若属于冠心病的高危人群，就要请医生查看是否需要接受心电图检查。若需要进一步的检查，医生会安排做一项运动试验以测出在踩固定脚车或踩运动平板机时的心电图。

中医对冠心病的认识

冠心病中医病名流源考辨

不同时代，不同医家及其留存下来的典籍在不同的历史阶段及认识层面对胸痹与心痹、胸痹心痛的认识各有不同。

胸痹

胸痹病症的记载首见于《灵枢・本脏》，其云："肺小则少饮，不病喘息，肺大（'大'指'胀大'）则多饮，善病胸痹喉痹逆气。"指出肺脏小者，则少有饮邪罹难，不患喘喝病症，肺脏大者，则多有饮邪停留，易患胸痹、喉痹、逆气的病症。肺主通调水道，大则多饮，肺居胸中，开窍于鼻，以司呼吸，大则善病胸痹、喉痹；肺主气，故病逆气。

胸痹的临床表现最早见于《黄帝内经》。《灵枢・五邪》云："邪在心，则病心痛。"《素问・藏气法时论》亦云："心病者，胸中痛，胁支满，胁下痛，膺背肩胛间痛，两臂内痛。"一般认为是胸膺痹塞而痛。胸痹病机为人体阳气、阴血不足，瘀血、痰浊、寒积留聚，引起气血阻闭不通而出现的以胸部闷痛，甚则胸痛彻背、短气、喘息不得卧为主症的一种疾病，轻者仅感胸闷如窒，呼吸欠畅，重者则有胸痛，严重者心痛彻背，背痛彻心。其轻者为胸痹，重者为心痛。《灵枢・厥论》云："真心痛，手足青至节，心痛甚，旦发夕死，夕发旦死。"现认为真心痛为胸痹的重证。

胸痹病名，胸为病位，痹言病机。虽起因于外感之邪，但其所犯部位不是心脏，而是肺脏。病证以肺气壅阻、失于宣降之咳嗽、短气、喘促、胸闷胸痛为特点。其病之初起可见肺卫之表证，却绝无肢体关节疼痛之病史。胸痹多见于中老年患者。尽管现代文献更多地把胸痹和冠心病等同起来。但根据中医文献,结合临床,从传统中医继承和发展来说,胸痹应是范围较广的一类疾病。据《黄帝内经》及历代医家所论,中医"胸痹"也包括西医学的支气管炎、支气管扩张、肺炎、阻塞性肺气肿、胸膜炎等多种呼吸系统疾病。不应仅定位于心病,甚至定位于冠心病。由于其包括疾病繁多,不应作为具体病名,而可以考虑分别被相应具体的病名所取代。同时,也不宜与其他病名合并,否则肺病、食管病、胃病等所致胸部气血痹阻之病,亦可仿胸痹心痛而命名为胸痹肺胀、胸痹食管痹、胸痹胃痹等。

心痛

"心痛"既是症状,又是病名。《素问·标本病传论》曰:"夫病传者心病,先心痛"明确指出,心有病,先出现心痛之症状。《素问·刺热》云:"心病者,先不乐,数日乃热。热争则卒心痛。"心主血脉,邪客于脉,脉涩不通,故有"寒气客于背俞之脉,则脉泣,泣则血虚,血虚则痛。其俞注于心,故相引而痛。"其心痛的部位,《素问·藏气法时论》云:"心病者,胸中痛,胁支满,胁下痛,膺背肩胛间痛,两臂内痛。""心痛"又是心系疾病的一个病名。《素问·刺要论》曰:"心动则夏病心痛,"《灵枢·五邪》曰:"邪在心,则病心痛。"用临床表现中的主要症状作为病名,是中医命名的一般规律,特别是以疼痛为主症者,分别结合病变部位和脏腑的不同。其命名有"头痛"、"胸痛"、"腹痛"、"胃脘痛"、"腰痛"等,"心痛"

亦是如此。其心痛之名是指由心系病证所致的以疼痛为主症的一种疾患。

《灵枢·厥论》描述"厥心痛，痛如以锥针刺其心"，张仲景《金匮要略·胸痹心痛短气病脉证治》中也有"胸痹不得卧，心痛彻背，背痛彻心"等一系列脉证描述，从这些文字中可以看出，"心痛"也可出现"胸中痛"。心痛与胸痛常同时出现。中医书籍中记载的临床表现如胸痛、胸闷、心悸、气短等症状，是类似现代所称的冠心病心绞痛及心肌梗死，在古代，治疗此类疾病有比较系统的方药。现在临床实践中运用这些方药治疗冠心病，也收到了一定的效果，故现代通常把胸痹心痛病看作是中医学对冠心病的描述，但基于冠心病这一概念的内涵和外延不同于传统中医概念范畴，故不能等同之。

历代对"心痛"的命名较为繁杂，又有胸痹、心痹、胃脘痛等名的相互渗透，在症候认识时代，作为一个笼统的概念，延到今日对此没有一个统一的规范的命名，也未给出一个完整的概念。既反映了时代的延续性，也反映了时代的局限性。"心痛"是由心系的病变所致的以心前区疼痛为主要临床表现的一种病证，包括"厥心痛"和"真心痛"。考虑到"闷"者痛之渐，故将"胸痹"、"心痹"中以"胸闷"或"闷痛"为主症者。按"心痛"辨证施治。这样既将心系疼痛性疾患用"心痛"之名统一起来，同时又说明了"心痛"所包括的范围以及与"胸痹"、"心痹"之间的联系。临床上，多把以证候为表象的"心痛"称为有典型临床表现的冠心病心绞痛和急性心肌梗死，而冠心病的其他类型之不典型的表现，如隐匿性冠心病、缺血性心脏病之心力衰竭和心律失常等则不在"心痛"概念的范围之内，各种原因引起的"心包炎"亦可以"心痛"的形式表现出来，这说明中医"心痛"这一病名不能简单地与西医病名等同。这对于用中医药治疗、研究西医的疾病和中医自身的发展，尚需进一步探讨。需结合现代诊疗检查技术，更清晰地认识病性，在继承传统的基础上，对其辨证论治、理法方药进行革新。

厥心痛

厥，其义有二，其一，厥者，抵阻也。《山海经·北海外经》云："相柳之所抵厥为泽"引申于疾病，则为心之络脉、毛脉、缠络发生抵阻不通，"心之隧道被脂膏瘀窄而气不宣畅"（王燕昌《医存》卷九）。其二，厥者，逆也。五脏气血发生逆变，变则化生瘀浊之毒损心，而成本病。厥心痛，首见于《灵枢·厥病》，是与肾心痛、胃心痛、脾心痛、肝心痛、肺心痛五脏心痛相关的心痛而出现的名词，为肾、胃、脾、肝、肺五脏疾病的病气逆传于心（上逆乘心）而导致心痛。其病位在心，病因在于肾、胃、脾、肝、肺的脏气失调，病机是他脏气逆冲心。

中华中医药学会内科分会内科疾病名称规范研究组在《中医内科疾病名称规范研究》中对厥心痛一名，继承了传统，但已有所不同。云"厥者逆也，厥心痛为胸痹心痛之一种，较真心痛为轻，以心痛发作时伴四肢厥冷为主要临床特征，故名厥心痛。多由内外邪犯心之包络或它脏之邪冲逆于心，气血不畅所致。临床可见心痛时作，手足厥冷，冷汗不已，心悸短气，息微力弱等。”

真心痛

真心痛，首见于《灵枢·厥病》，云：“真心痛，手足青至节，心痛甚，旦发夕死，夕发旦死。”心痛与《素问·举痛论》之“卒然痛死不知人，气复返则生矣”的“痛死”同义。真心痛证除“心痛甚”外，还有“手足青（其意为寒凉）至节。”此句是说“上肢从手凉到肘关节，下肢从足凉到膝关节”又警告说此病的病情非常严重，可在很短时间内发生死亡。

“真心痛”多由病邪直犯心脉而引起，死不可治。真心痛因剧烈疼痛而所谓“夕死”、“旦死”，多属于假死，也就是休克。胸痛常在休息时发生，痛的程度较心绞痛剧烈而持久，并多伴有冷汗，烦躁不安，甚则产生休克；患者面色苍白，皮肤湿冷，大汗淋漓，脉搏细而快，血压下降，甚至昏厥；进则心力衰竭或呼吸困难，喘咳呕恶，甚或咯血等，类似血压下降、心力衰竭的心源性休克的临床表现。凡此诸症，较心绞痛严重，中医称作“真心痛”。

一般认为，冠心病心绞痛和心肌梗死是冠心病的不同发展阶段，就是中医文献中记载的“手足青至节，心痛甚，旦发夕死，夕发旦死”的“真心痛”。真心痛就是心肌梗死，还应属于“胸痹”范畴。在《金匮要略·胸痹心痛短气病脉证治》中，胸痹之短气、心痛，如“平人无寒热，短气不足以息”、“胸痹之病，喘息咳嗽，胸背痛，短气”，“胸痹不得卧，心痛彻背者”，“胸痹，心中痞气，气结在胸，胸满，胁下逆抢心”。上述这些病证，多见于冠心病心力衰竭及心肌梗死的患者，在单纯的冠心病中，则见之不多。因此，心肌梗死在中医学中应包括在“胸痹”及“真心痛”这两个概念之中。根据《黄帝内经》和《金匮要略》的原文分析，可认为：疼痛剧烈（心前区），或有手足厥冷青至节之症，并在24小时内死亡的，为“真心痛”；痛虽剧烈，但不迅速死亡的为“胸痹”。

卒心痛

“卒心痛”又称“急心痛”、“暴心痛”，也称作卒暴心痛。为突然发作的心痛，指发生时间短，起病急。由脏腑虚弱，冷热风邪侵袭手少阴经所致。证见卒然心痛，痛不得息。《素问·刺热》曰：“心热病者，先不乐，数日乃热，热争则卒心痛。”《素问·缪刺论》曰：“邪客于足少阴之络，令人卒心痛暴胀。”“卒”通“猝”，“突然，急遽”之意，强调发病快，突然作痛。卒心痛的发生，因于心之气血阴阳不足，或它脏功能的虚弱，导致气滞、血瘀、痰浊、寒凝、热邪等乘袭心阳，痹阻心络，猝发疼痛。其本质为正虚邪实。

久心痛

“久心痛”一名，首见于晋代葛洪《肘后备急方》，云：“《圣惠方》治久心痛，时发不定，多吐清水，不下饮食。以雄黄二两，好醋二升，慢火煎成膏，用于蒸饼，丸如梧桐子大。每服七丸，姜汤下。”具体的久心痛病名，始见于隋代巢元方的《诸病源候论》：“久心痛候：心为诸脏主，其正经不可伤，伤之而痛者，则朝发夕死，夕发朝死，不暇展治。其久心痛者，是心之支别络脉，为风邪冷热所乘痛也，故成疹不死，发作有时，经久不瘥也。”作者把久心痛和真心痛等同层次概念提出，为以后一些医书接受。本病病在心之别络，病因为外邪（风邪冷热）侵袭，因其久延不愈，故名之曰“久心痛”。

冠心病的病因病机

经典认为“阳微阴弦”是对冠心病心绞痛病机的高度概括。“阳微”，一是指上焦阳气不足，即心肺阳气虚；二是指中、下焦阳气不足，即脾、肾阳气亏虚，尤以肾的阳气不足为主。“阴弦”，其一指病因，即寒邪、痰饮、瘀血之类；其二指病位，即中、下焦的脏腑，脾、肝、肾病变对于上焦的影响。“阳微”是冠心病发病之本，在本虚的基础上，实邪干犯，上逆胸中，痹阻心脉是冠心病发病的重要条件，“阴弦”当然包括中焦阴寒水饮，关上小紧数，可知中焦痰浊、寒饮、水气上乘阳位。

阳微，原书是指胸中心阳不足，也可理解为若干脏器的阳虚；阴弦是指 4 个方面，血瘀、浊阻、寒凝、气滞。它们主要是在阳虚基础上产生的，但还有一点，病久可以由阳及阴，因此，临床上也有阴虚的心绞痛患者。所以重视温阳是正确的，而单单温阳是不够的、片面的。因为患者的体质不同，病邪的轻重不一，可表现出种种不同的症状，如痰饮上逆，就可于胸痹心痛中兼见不得卧或胸胁下逆抢心等症状；若寒邪内盛，则发生剧烈的阵发性或牵引性的胸脘痛；如阳气本虚可发生虚痞、虚满等现象。

阳气本虚，气血失和学说

冠心病的基本病因为阳气不足、气血虚弱。冠心病的病位以心为主，其病理变化主要表现为本虚标实，虚实夹杂。但本虚有气血阴阳和心、肝、脾、肺、肾五脏之虚的不同。追根究底，中老年冠心病之虚是以阳虚、肾虚为本。因气属阳，血属阴，气与血的分属仍可以用阴阳两个方面加以概括。又心为火脏，位居阳位，诸阳皆受气于胸中，在五脏的阴阳分属中为阳中之阳。在心脏阴阳对立统一的两方面中，心阳是这对矛盾的主要方面。但心阳的先天源于肾阳，后天依赖脾阳。古人称肾阳为命门之火，“五脏之阳非此不能发，五脏之阴非此不能滋”，故肾阳是人体生命活动的原动力。

从发病年龄上分析，冠心病的发病年龄多在40岁以上，以50～60岁为高峰期，女性患者在绝经以后发病率显著增加，这说明冠心病的发生与衰老关系密切。《黄帝内经》云：“人年四十而阴气自半”、“五八肾气衰，发堕齿槁”。故人体的衰老与否，取决于肾气的盛衰。从临床表现看，多数冠心病患者都兼有肾虚方面的表现，如腰膝酸软、记忆力减退、听力下降、小便频数、女性绝经、更年期综合征等。脾为后天之本，气血生化之源，其经脉之支者“上膈注心中”，若脾阳受损，则生化乏源，气血不足，心失所养。又“正气存内，邪不可干”，“邪之所凑，其气必虚”，劳倦饮食、情志刺激、骤遇寒冷等诱发冠心病的因素只有在正虚的基础上才能起作用。这里的正虚主要是心阳虚，但心阳虚的根本是源于脾肾阳虚，其中以肾阳虚在发病中起主导作用。

“阳微”即本虚，“阴弦”即标实。“阳虚知在上焦”，就是心阳(气)虚弱；“阴弦”，凡指血瘀、痰阻、寒凝、气滞等诸因素，尤其血瘀尤为关键。“正气已虚，劳则气耗。日久则气损及阳，肾阳不足，不能鼓动五脏之阳，致心阳不振；心气不足血运无力，心脉痹阻，故发为胸痹。”在诸阳气中，心气(阳)很重要。因为心气(阳)的推动是保持血液在脉管运行，维持正常血液循环的基本动力。心主血脉，循环不已，一旦血行不畅，则形成心血瘀阻而作痛。若心气(阳)出现亏虚，则血脉不利，或运血逆乱，瘀血阻滞脉络，致心脉痹阻，不通则痛而形成胸痹。胸痹心痛最主要的症状是胸痛，不论实证、虚证，均与瘀血有关，无瘀不痛，痛则不通。心气虚损是冠心病心绞痛发生的主要病机，始终贯穿于冠心病心绞痛整个病理过程之中。

寒凝气滞学说

外寒痹阻胸阳：本病的病因是风冷邪气侵及于心，如侵犯的是心之别络，则心痛之发“乍间乍甚”，病情较轻；如侵犯的是心之正经，则“朝发夕死，夕发朝死”，病情危重。《诸病源候论·久心痛候》进一步指出：“其久心痛者，是心之支别络脉，为风邪冷热所乘痛也，故成疹不死，发作有时，经久不瘥也。唐·孙思邈的《千金要方》也认为：“寒气卒然客于五脏六腑，则卒发心痛胸痹。”故风冷寒邪干犯人体，结于胸中，阴寒弥漫，胸阳不振，血寒则凝滞，脉寒则挛急，导致血凝气滞心脉瘀阻，不通则痛，因而发生胸痹。

中寒上逆，心阳郁闭：金·李杲的《脾胃论·脾胃盛衰论》云：“脾胃不足之源，乃阳气不足，阴气有余。”若平素贪凉饮冷，脾胃阳伤或暴受寒冷之邪，中焦寒盛，阴寒之邪上逆乘心，心阳失展，心脉气血凝滞不通而发心痛。隋·巢元方在《诸病源候论·心痛病诸侯》中对其病机进行了深入分析：“心，阳气也；冷，阴气也。冷乘于心，阴阳相乘，冷热相击，故令痛也。”心主血脉，寒盛而心阳受损，必然导致心血瘀阻。

心肾阳虚生寒：肾为先天之本，主要因肾有藏精的功能，肾气足则身体健，肾对人体的功能活动有着推动作用。肾精属阴，肾气属阳，肾阳衰可以影响脾阳而致运化失调，不能化精生血，而致心阴不足或振：肝肾同源，肾阴不足，常导致肝阴不足，肝阳因而亢盛，心阴亦常因受伤，产生心脉瘀阻。另外，年虽未老而肾气已亏（包括情欲失制、房劳过度），则不能鼓动其他内脏之阳，肾中阳气为诸脏腑阳气之根本。心为阳脏，心火下行以温肾阳，肾阳上助心阳以激发推动心阳运行血脉，肾阳虚衰，则阴寒内生，温煦失职，使心阳失助或心阳本虚也致寒邪内生导致胸阳不振，推动无力，血脉运行迟缓，心脉瘀阻不通而发心痛。

脾肾阳虚生寒：脾为后天之本，气血生化之源，嗜酒或经常饱餐过度，饮食不节容易损伤脾胃。若脾阳损伤，或因肾阳虚衰不能温暖脾土则脾阳亦虚，脾虚健运失职，非但化源匮乏，五脏气血失充且寒从中生，寒温不化，内生水饮、痰浊等病理产物，痰浊无处不到，若痰浊凝聚停于血脉则阻碍气血运行，导致气滞血瘀，脉络瘀塞不通，从而促发本病。

寒凝气滞辨证要点，"寒"是广义的，既包括寒邪犯心的外寒（属于致病的原因）又包括机体阳气亏虚、心阳不振所生的内寒。只要机体表现出"寒"的症候特征，就可辨证为寒凝心脉之证。具体如下：① 外寒痹阻胸阳：胸痛彻背、汗出肢冷、面色苍白，或口唇青紫、胸闷短气、心悸、舌淡苔白、脉沉迟等。② 中寒上逆，心阳郁闭：心痛背冷、胸痞呕逆、脘腹冷痛、舌淡苔白、脉沉迟等。③ 心肾阳虚：形寒肢冷、心悸短气、心前区憋闷疼痛、腰膝酸软、夜尿频多、唇甲紫黯、面色暗滞、脉沉微等。④ 脾肾阳虚：胸部闷痛、大便溏薄、形寒肢冷、腰膝、小腹冷痛、面色苍白、脉沉细等。⑤ 心脾阳虚：心痛、胸闷、心悸、面色白、泄泻、四肢厥冷、气短乏力、脘腹疼痛、舌淡苔薄白、脉沉弦等。

情志内伤学说

许多冠心病患者，是由于工作繁忙，精神长期处于紧张状态，或长期心情抑郁，心气损伤，血流缓慢，红细胞黏稠性增大，血小板聚集于冠状动脉而得。或已患冠心病，常因心情不舒畅而心系紧急，冠状动脉痉挛缺血缺氧而诱发心绞痛。又怒伤肝，恐伤肾，怒则气上，恐则气乱，气首先不能循常规运行而郁结，久必化热伤阴致成肝肾阴虚，肝阳偏亢，阳亢津伤，络脉失养，最后必导致心脉痹阻不通。心理状态良好，心情舒畅，则脏腑气血功能协调，体质健壮；反之，喜怒不节，心情郁闷，肝郁犯脾，健运失常，痰浊内生而痹阻心脉，不通则痛，发为胸痹心痛。

痰饮(湿)学说

饮食是人类赖以生存的重要条件，合理的饮食结构，能够改善人们的营养状态，增强体质，提高抵抗疾病的能力。在正常情况下，食物通过胃的腐熟作用，脾的运化，泌清排浊，达到机体的内在平衡。一旦这一过程失衡，造成代谢废物的潴留，形成痰饮，痰随气行，无处不到，遍涉周身，机体的上、下、内、外各组织器官都会因此而发病。

食膏粱厚味之人，体质多肥胖，而肥胖则多痰湿。经常过量喝酒的人，容易损伤脾胃，助长肝气，使水湿不能运化吸收，被煎熬而为痰湿，因此古有“酒家多湿”之说。恣食过量的膏粱厚味，实质是摄取过多的含高胆固醇的食物，使血液中类脂质过高，血液发生生理性质的改变，心血管受到侵蚀而发病。痰饮病机在于饮邪侵犯脏腑，饮凌于心则心悸、心痛、惊、惕，犯肺则喘咳、短气、胸闷憋气，饮阻清阳则眩、冒、癫，饮留胃肠则脘腹痞满疼痛、吐利不食、吐涎沫，饮留胁下则咳唾引痛，溢饮则身肿疼重。痰之为病，中于脏腑经络，使脏腑功能失调，阻遏气血则气郁血瘀，水液停蓄；痰聚而成形，则为癥瘕、痰核、瘿瘤、瘰疬。

血瘀学说

瘀指瘀血，是人体血运不畅或离经之血而不去的病理表征，是人体津血运化失常的病理反映。病机有虚实两方面。实为由寒凝、气滞、血瘀、痰阻等，痹遏胸阳，阻滞心脉；虚为心、脾、肝、肾亏虚，导致心脉失养。都可能使血行失度、血脉不通、血流不畅、血不归经，成为瘀血的病机，导致瘀血形成。总之，形成胸痹的原因不管如何，最终结果都是胸中之气和心脉之血的运行受到了遏制。而气血运行不畅，又可产生瘀血。瘀血是胸痹病因病机中一个非常重要的因素。疼痛是瘀血的一个主要症状，因瘀血阻滞，不通则痛。其疼痛特点多为痛处不移，刺痛或闷痛，夜晚尤甚。冠心病因瘀阻心脉者则胸痛，与此吻合。

此外，痰浊和瘀血的关系亦十分密切。胸痹为本虚标实证，虚与实往往同见，虚证轻者有气虚和血虚，重者有阴虚和阳虚；实证主要是“痰”和“瘀血”，虚实之间也有先后主次之分，先虚后实，在胸痹的中后期往往以痰瘀互结证为主。气为血帅，血为气母，血在脉中运行，有赖于气之率领和推动；维持气机的正常功能又要靠血的滋润和濡养，若两者功能失调，则可产生痰瘀。

冠心病的辨证分型

冠心病的临床分型很多,一般可分以下几型辨证施治。

气虚血瘀

[临床表现] 身倦乏力,少气懒言,胸闷胸痛,心悸气短,遇劳而发,发后乏力更甚,舌质淡暗或紫,或有瘀斑,脉沉涩,按之无力。

[治则] 益气活血。

[方药] 补阳还五汤加减:黄芪、太子参、赤芍、当归尾、干地龙、川芎、桃仁、红花。

气滞血瘀痰凝

[临床表现] 胸闷胸痛,善太息,或有胁肋胀满,或有喉中如窒,情志抑郁,形体肥胖,舌苔白腻,舌质暗淡,脉弦滑。

[治则] 行气活血化痰。

[方药] 血府逐瘀汤加减:当归、生地黄、桃仁、红花、甘草、赤芍、柴胡、川芎、牛膝、枳壳、桔梗、菖蒲、郁金、全瓜蒌、浙贝母。

气虚血瘀痰凝

[临床表现] 神疲乏力,气短懒言,胸闷憋气,遇劳即发,胸痛如窒,或胸部憋闷,疼痛不显,舌苔白腻,舌质暗,脉滑,按之无力。

[治则] 益气活血化痰。

[方药] 香砂六君子汤合瓜蒌薤白半夏汤加减:广木

香、砂仁、姜半夏、黄芪、党参、白术、茯苓、全瓜蒌、薤白、旋覆花、桃仁、红花、丹参、三七粉。

气虚血瘀，痰热腑实

[**临床表现**] 形体壮实，气短乏力，胸闷胸痛，劳则加剧，口干口臭，大便溏，或大便秘结，舌苔黄厚而干，舌体胖大边有齿痕，舌质黯红或有瘀斑，脉滑或涩，按之无力。

[**治则**] 益气活血，化痰通腑。

[**方药**] 四君子汤合柴芩温胆汤加减：党参、黄芪、白术、茯苓、柴胡、黄芩、半夏、竹茹、陈皮、浙贝母、枳实、川芎、丹参、桃仁、红花、大黄。

气阴两虚，痰瘀阻络

[**临床表现**] 气短乏力，神疲懒言，咽干口燥，口渴喜饮，胸闷憋气，或有胸痛，舌苔少而干或舌苔黄厚中有剥脱，舌质黯红或嫩红有瘀斑，脉虚数。

[**治则**] 益气养阴，活血化瘀。

[**方药**] 生脉饮合温胆汤加味：人参、麦冬、五味子、陈皮、半夏、茯苓、姜竹茹、枳实、全瓜蒌、胆南星、丹参、川芎、红花、郁金。

心肾阴虚，瘀血阻络

[**临床表现**] 胸闷胸痛，心悸心慌，失眠盗汗，五心烦热，腰膝酸软，口干喜饮，舌苔少，舌质黯红或有瘀斑，脉弦细而数。

[**治则**] 滋养心肾，活血化瘀。

[**方药**] 六味地黄汤加减：生地黄、熟地黄、山茱萸、山

药、朱茯神、泽泻、黄连、五味子、酸枣仁、丹参、三七粉。

血瘀痰凝，胸阳不振

［**临床表现**］胸闷胸痛，遇寒易发，喜热畏寒，口不渴，舌苔白腻，舌质暗淡或有瘀斑，脉沉细或缓滑。

［**治则**］活血化痰，温通心阳。

［**方药**］通脉四逆汤合瓜蒌薤白半夏汤加味：白芍、桂枝、细辛、甘草、大枣、木通、全瓜蒌、半夏、薤白、桃仁、红花。

心肾阳虚，痰瘀互阻

［**临床表现**］形寒肢冷，腰膝酸软，胸闷胸痛，遇寒即发，胸脘痞闷，舌苔白腻，舌质暗淡或有瘀斑，脉沉细缓滑。

［**治则**］温肾通阳，活血化瘀。

［**方药**］阳和汤合瓜蒌薤白半夏汤：鹿角胶、熟地黄、甘草、干姜、白芥子、桂枝、全瓜蒌、薤白、姜半夏、丹参、川芎。

心阳暴脱

［**临床表现**］胸痛彻背，背痛彻心，或仅有胸闷憋气，四肢厥冷，或有手足青至节，面色苍白，但冷汗出，心悸心慌，或有喘息不能平卧，舌苔薄白，舌质暗淡，脉虚数或促或结代或迟。

［**治则**］回阳救逆固脱。

［**方药**］参附汤合桂枝龙骨牡蛎汤加味：长白参、制附子、桂枝、龙骨、牡蛎、五味子。

第二章
不同体质的冠心病患者的中医养生指导

冠心病患者常见的中医体质类型特点

冠心病在中医学中属“胸痹”、“真心痛”、“心痛”、“心痹”等范畴，多发于中老年人，年过半百，肾气渐衰，肾阳虚衰不能温煦心阳，以致心气不足或心阳不振，血脉失于阳之温煦、气之鼓动，则气血运行滞涩不畅或寒从中生，发为心痛；或因饮食不当，恣食肥甘厚味，日久损伤脾胃，运化失司，酿湿成痰，上犯心胸，清阳不展，气机不畅，心脉痹阻，遂成此病；或痰郁化火，火热又可炼液成痰，灼血为瘀，痰瘀交阻，痹阻心脉而成心痛；或因情志失调，特别是思虑烦多，恼怒气滞，气滞血凝，郁阻心胸而致本病。因此，冠心病胸痹心痛的基本病机为本虚标实，多见于阳虚质、痰湿质、血瘀质及气郁质患者。

阳虚质

阳虚体质是由于体内阳气不足,不能充分发挥其温煦、激发、推动作用,从而使身体出现虚寒现象,使脏腑功能低下的一种体质状态,多因素体阳虚,胸阳不振,阴寒之邪乘虚而入,寒凝气滞,胸阳不展,血行不畅,发为本病。

[**形体特征**] 白胖,肌肉松软而不壮实。

[**心理特征**] 性格多沉静,内向,喜静不喜动。

[**常见表现**] 胸闷或心痛较著,气短,心悸怔忡,自汗,动则更甚,神倦怯寒,四肢欠温或肿胀,腰脊酸痛,喜温热饮食,精神不振,懒言少语,嗜睡乏力,面色白,口唇色淡,齿摇发秃,耳鸣耳聋,小便清长,夜尿频,易汗出,性欲减退甚或阳痿,男性可见遗精,女性可见月经量少、痛经等症,舌淡胖,苔薄白,脉沉细迟,时或大便溏薄,或胃纳不佳,或心动过缓,或行动迟呆。

[**体质成因**] 形成此类体质的主要机制是元阳不足,常见原因如下:

- 先天禀赋不足,如孕育时父母体弱,或年长受孕早产等。
- 寒湿之邪外侵、过食寒凉食物、误服苦寒药物过量,导致肾阳不足,命门火衰。
- 房事不节、忧思过极、久病不愈伤,伤及阳气,渐至阳衰;或中年以后劳倦内伤,命门火衰,肾阳亏损等。

［**发病倾向**］耐夏不耐冬，易感风、寒、湿邪；易患寒证、痹症，胸痹、泄泻、痹证等病。

阳虚质人群除了胸痹心痛的主症外，同时还可因各脏的相应病变而见不同症状，以心、脾、肾阳虚为常见。治疗当以益气温阳散寒。因胸痹心痛病病位在心，而肾为一身阳气之根，脾为阳气化生之源，故尤应益心、脾、肾之气，温脾、肾之阳。

心阳虚的表现：心悸或怔忡，动则尤甚，伴见心胸憋闷，疼痛，气短，自汗，形寒肢冷，面色白或面唇青紫，舌质淡胖，苔白滑，脉弱或结代。

脾阳虚的表现：腹胀纳少，腹痛绵绵，喜温喜按，形寒肢冷，大便溏薄清稀。或肢体困重，或肢体浮肿，小便不利，或见白带多质稀。舌质淡胖，苔白滑，脉沉迟无力。

胃阳虚的表现：胃脘冷痛，绵绵不已，时发时止，喜温喜按，食后缓解，泛吐清水或夹有不消化食物，食少脘痞，口淡不渴，倦怠乏力，畏寒肢冷，舌淡胖嫩，脉沉迟无力。

肾阳虚的表现：以腰膝酸软、畏寒怕冷、精神不振、舌淡胖苔白、脉沉弱无力为主。可兼见男子阳痿早泄，妇女宫寒不孕；面色白或黧黑无泽，头目眩晕；小便频数、清长，夜尿多；或大便久泻不止，完谷不化，五更泄泻；或浮肿，腰以下为甚，下肢为甚；或心悸，咳喘等症。

痰湿质

痰湿质，多由饮食不当或疾病困扰而导致。这里的

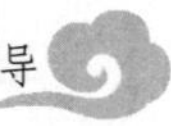

“痰”并非只指一般概念中的痰，而是指人体津液的异常积留，是病理性的产物；“湿”分为内湿和外湿，外湿指空气潮湿、环境潮湿，如淋雨、居处潮湿等，湿性重浊，阻碍气血运行；内湿是指中焦脾胃运作失宜，水液代谢失司，以致津液停聚，或因饮食不节，或因饮酒、乳酪、生冷饮料，而使脾胃受损，内湿蕴结，痰浊痹阻心脉，则发为此病。

一般来说，痰湿质主要有以下几个方面的特征：

［**形体特征**］形体肥胖，腹部肥满松软。

［**心理特征**］性格偏温和、稳重，多善于忍耐。

［**常见表现**］心胸窒闷或如物压，气短喘促，肢体沉重，痰多口黏；若痰浊郁久化热，则见心痛如灼，心烦口干。

［**体质成因**］形成此类体质的主要机制是津液失布，常见原因如下：

● 久坐，长时间含胸驼背，压迫肺部。呼吸浅，再加上有空气污染，导致氧气不足，体内食物很难代谢，致使痰湿堆积体内，从而易促生痰湿体质。

● 饮食不节：长期食物肥甘厚味，冰冻寒凉，暴饮暴食，常吃减肥药；不吃早餐、熬夜、消夜，饮酒过多，伤肝转而伤脾（饮食不节易伤脾胃，发怒、熬夜则易伤肝，肝木克脾土，伤肝就容易伤脾）；长期口味偏咸，食盐过多。口味过重，长期吃盐太多会增加水湿，既伤脾，也伤肾。

● 情志所伤：经常发怒，情志不舒展，导致伤肝，转而伤脾。

［**发病倾向**］对梅雨季节及湿重环境适应能力差。易

患胸痹、消渴、中风等病。

血瘀质

人至中年以后，肾之精气渐亏，脏腑阴阳俱虚，过度劳累，阳气阴血愈为耗伤，心之阳气无以鼓动，心之阴血无以润养，以致营卫不足，脉道不充，络脉失养，血行不畅，心脉瘀阻而发生心痛。

［**形体特征**］胖瘦均见。

［**心理特征**］易烦，健忘。

［**常见表现**］心胸阵痛，如刺如绞，固定不移，入夜为甚，伴有胸闷心悸，面色晦暗。舌质紫黯，或有瘀斑，舌下络脉青紫，脉沉涩或结代。

［**体质成因**］血瘀质发病常因各种病因导致脏腑功能失调，体内血液运行不畅或内出血不能消散而成瘀血内阻证候，瘀血形成之后反过来影响脏腑经络功能。形成此类体质的主要原因有以下 4 个方面：

● 七情不畅：肝主疏泄喜条达，若情绪长期抑郁，肝失疏泄，气机瘀滞，“气行则血行”，气滞则血瘀；或恼怒过度，肝郁化火，血热互结，或血热煎熬成瘀。“心主血脉”，“脾统血”，思虑过度，劳伤心神，易致心失所养，脾失统摄，血液运行不畅或血溢脉外不能消散而成血瘀。

● 寒冷侵袭：气候骤冷，久居寒冷地区，寒邪侵袭人体，经脉蜷缩拘急，血液凝滞，即寒凝血瘀。

● 年老体弱：脾胃虚损或肾阳虚衰，气虚鼓动无力，血液运行不畅，血液瘀滞，即气（阳）虚血瘀。人生七十古来稀，老年人的身体功能明显不如青壮年，气血运行会随着年龄的增长而减缓，《景岳全书》中指出："凡人之气血，犹源泉也，盛则流畅，少则壅滞"，因此，气血运行不畅的老年人也多见于血瘀质。

● 久病未愈：久病入络，血脉瘀阻，血行不畅；久病正气亏损，"气不摄血"，血行脉外不能消散而成血瘀。

［**发病倾向**］不耐受寒邪，血瘀质易患的疾病有如下7个方面：

● 心脑血管疾病：冠心病、高血压、中风；

● 呼吸系统疾病：肺栓塞；

● 内分泌系统疾病：痛风、糖尿病、肥胖症；

● 周围血管疾病：脉管炎、坏疽；

● 皮肤疾患：皮肤色素沉积、黄褐斑、雀斑；

● 女性疾病：初潮出现晚、闭经、痛经、月经失调、不孕、少乳、乳腺增生；

● 男性疾病：前列腺增生、阳痿、性功能低下；

● 肿瘤是体内气血津液的凝滞——血瘀体质最典型、也是最严重的病症之一。

气郁质

心为五脏六腑之大主，情志所伤，大怒伤肝，肝气郁结，气机不畅，郁闭心脉，发为心痛。

［**形体特征**］形体瘦者为多。

［**心理特征**］性格内向不稳定、忧郁脆弱、敏感多疑。

［**常见表现**］心胸满闷不适，隐痛阵发，痛无定处，时欲太息，遇情志不遂时容易诱发或加重，或时常烦躁易怒，易于激动，坐卧不安，或兼有脘腹胀闷，得嗳气或矢气则舒；或乳房小腹胀痛，月经不调，痛经；或喉间异物感；或反酸、嗳气、呃逆；或惊悸怔忡，健忘；或食欲减退，睡眠较差，舌淡苔薄或薄腻，脉细弦。

［**体质成因**］人体之气是人的生命运动的根本和动力。生命活动的维持，必须依靠气。人体的气，除与先天禀赋、后天环境以及饮食营养相关以外，且与肾、脾、胃、肺的生理功能密切相关。因此机体的各种生理活动，实质上都是气在人体内运动的具体体现。《金匮钩玄·六郁》说：郁者，结聚而不得发越也。当气不能外达而结聚于内时，便形成“气郁”。形成此类体质的主要原因有以下4个方面：

- 先天遗传：有家族遗传倾向。
- 暴受惊吓：中医上讲，“恐则气下、惊则气乱”，突然收到惊吓，常会出现气机逆乱，气机不通，久之就导致气郁。
- 忧郁思虑：“思则气结”，思虑过度，劳神伤脾，会使脾气郁结，中焦不畅。
- 所欲不遂：就是想要的东西得不到，或者愿望得不到满足，因此出现郁闷、生气的情绪。长期情志不舒则会肝气郁结。

［发病倾向］ 对精神刺激适应能力较差；不耐受阴雨天气。易患胸痹心痛病、郁证、脏燥、不寐、梅核气、惊恐等病证，还常见各类胀痛（偏头痛、胸痛、肋间神经痛等）、甲状腺疾病、颈部肿块、慢性咽炎、消化系统疾病（各类肝病、慢性胃炎、慢性胆囊炎、慢性结肠炎等）、妇科疾病（月经不调、痛经、子宫肌瘤等）、乳腺增生、更年期综合征以及肿瘤倾向。

阳虚质冠心病患者的中医养生指导

膳食调养

食材之宜

阳虚体质者的食疗以温阳补气、补阳抑阴为原则，宜多食用些温热性食物，可食用平性食物，少吃寒凉性食物。甘辛温热补益之品，以温补脾肾阳气为主，可配合辛温发散的食品，以补充身体的热量与阳气。

粮豆类

1）籼米

［性味］ 味甘，性微温。

［功效］ 温中益气，养胃和脾，除湿止泻。

［注意］ 不宜与马肉、蜂蜜同食。糖尿病患者不宜多食。

2）高粱

［性味］味甘、涩，性温。

［功效］和胃消积，健脾止泻。

3）粳米

［性味］味甘，性平。

［功效］补中益气，健脾养胃。

4）黑豆

［性味］味甘，性平。

［功效］补血安神，明目健脾，补肾益阴，解毒。

水产类

1）胖头鱼（又名大头鱼、花鲢、鳙鱼）

［性味］味甘，性温。

［功效］暖胃补虚，益脑髓，去头眩。

［注意］食用过多易引发疮疥。此外，患有瘙痒性皮肤病、内热、荨麻疹、癣病等病症者不宜食用。

2）鳝鱼（俗称黄鳝）

［性味］味甘，性大温。

［功效］补气养血，温阳健脾，滋补肝肾，祛风通络。

［注意］鳝鱼不宜与狗肉、狗血、南瓜、菠菜、红枣同食。

3）虾

［性味］味甘、咸，性微温。

［功效］补肾壮阳，养血固精，通乳抗毒，开胃化痰，通络止痛。

［注意］胆固醇含量较高，胆固醇偏高者以及患有心脑

血管患者不可过量食用。

4）海参

［**性味**］味甘、咸，性温。

［**功效**］补肾益精，养血润燥。

5）白鱼（又名鲌鱼、鲚鱼、白鳊鱼）

［**性味**］味甘，性平。

［**功效**］开胃，健脾，消食，利水。

［**注意**］支气管哮喘，癌症，红斑狼疮，荨麻疹，淋巴结核以及疮疖患者忌食。

6）鲫鱼

［**性味**］味甘，性平。

［**功效**］健脾开胃、益气利水、通乳除湿。

［**注意**］鲫鱼补虚，诸无所忌。但感冒发热期间不宜多吃。

蔬菜类

1）韭菜

［**性味**］味辛，性温。

［**功效**］补肾助阳、益肝健胃、行气理血、润肠通便。

2）蒜苗

［**性味**］味辛，性温。

［**功效**］醒脾气，消谷食，行滞气，暖脾胃，消癥积，解毒，杀虫。

3）芥菜

［**性味**］味辛，性温。

［**功效**］宣肺豁痰，温中利气。

4）青椒

［性味］味辛，性热。

［功效］温中散寒，开胃消食。

5）洋葱

［性味］味甘、辛，性温。

［功效］润肠，理气和胃，健脾进食，发散风寒。

6）大蒜

［性味］味辛，性温。

［功效］温中消食、暖脾胃、消积解毒、杀虫。

7）葱

［性味］味辛，性温。

［功效］通阳活血、驱虫解毒、发汗解表。

8）姜

［性味］味辛，性温。

［功效］发汗解表、温中止呕、温肺止咳。

［注意］夜间不宜在大量食用。

9）胡萝卜

［性味］味甘，性平。

［功效］健脾消食，明目，行气化滞。

10）四季豆

［性味］味甘、淡、微温。

［功效］健脾和中，化湿。

［注意］腹胀者不宜食用。妇女白带者、皮肤瘙痒、急性肠炎等肠胃不适者更适合食用。烹煮时间宜长不宜短，

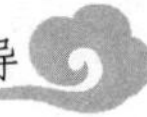

要保证熟透，否则易中毒。

11）山药

[性味] 味甘，性平。

[功效] 补脾养胃，生津益肺，补肾涩精。

水果类

1）橘子

[性味] 味甘、酸，性温。

[功效] 开胃理气，止咳润肺。

2）榴莲

[性味] 味辛、甘，性热。

[功效] 滋阴强壮，疏风清热，利胆退黄，杀虫止痒。

[注意] 含糖量高，糖尿病患者慎食。阴虚体质、湿热体质者不宜食用。

3）龙眼(又名桂圆)

[性味] 味甘，性温。

[功效] 补益心脾，养血安神。

[注意] 糖分较高，糖尿病患者慎食。龙眼属湿热食物，内有痰火或阴虚火旺，以及湿滞停饮者忌食；患有痤疮、外科痈疽疔疮、妇女盆腔炎、尿道炎、月经过多者也忌食。

4）苹果

[性味] 味甘、酸，性平。

[功效] 生津止渴，润肺除烦，健脾益胃。

5）柠檬

[性味] 味酸、甘，性平。

[功效] 化痰止咳,生津,健脾。

[注意] 胃溃疡、胃酸分泌过多及糖尿病患者慎食。

其他类

1）大枣

[性味] 味甘,性温。

[功效] 补中益气,养血安神。

2）核桃

[性味] 味甘,性温。

[功效] 补肾,固精强腰,温肺定喘,润肠通便。

3）松子

[性味] 味甘,性微温。

[功效] 补肾益气,养血润肠,滑肠通便,润肺止咳。

4）栗子

[性味] 味甘,性温。

[功效] 益气补脾,健胃厚肠。

5）花椒

[性味] 味辛,性热。

[功效] 温中散寒,健胃除湿,止痛杀虫,解毒理气,止痒祛腥。

6）胡椒

[性味] 味辛,性热。

[功效] 温中散寒,下气,消痰。

7）茴香

[性味] 味辛,性温。

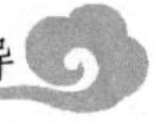

[**功效**] 温肝肾，暖胃气、散塞结，散寒止痛，理气和胃。

8）酒酿（又名醪糟、酒糟）

[**性味**] 味甘、辛，性温。

[**功效**] 补气养血，助运化。

9）黄酒

[**性味**] 味甘、辛，性热。

[**功效**] 活血祛寒，通经活络，暖胃。

10）白酒（又名烧酒）

[**性味**] 味甘、辛，性热。

[**功效**] 通血脉，御寒气，醒脾温中，行药势。

[**注意**] 宜少量饮用；过量饮用易酒精中毒，可麻痹中枢神经而导致循环虚脱，可导致酒精性肝炎、肝硬化、胃炎、胃溃疡，还会增大高血压病、心脏病、癌症的患病风险，会损害生殖细胞，导致不孕不育。

11）腰果

[**性味**] 味甘，性平。

[**功效**] 补脑养血，补肾，健脾。

食材之忌

阳虚质者应少食苦寒之品，忌食生冷、冰冻之品，即使在盛夏也不要多食寒凉之品。寒属阴，寒阻阳气，尤易损耗脾胃阳气，从而导致阳不制阴，阴寒内盛，而阳气渐衰；苦味有清泄、燥湿作用，一般清热、泻火、通便、燥湿之物多具苦味，阳虚质者如再食用清热泻火之物，会加重阳气损耗。不宜食品有苦瓜、秋葵、鱼腥草、荸荠、绿豆、绿豆芽、豆腐、芹菜、苋菜、茼蒿、茭白、芦笋、藕、冬瓜、丝瓜、黄瓜、番茄、茄子、鸭肉、兔肉、海蜇、螺丝、蟹、甲鱼、黑鱼、海带、西瓜、梨、香蕉、草莓、柿子、甘蔗、桑椹、猕猴桃、椰子等。忌所有冰镇饮料、冰淇淋。

药膳调养

当归生姜羊肉汤

[材料] 当归 20 克，生姜 30 克，羊肉 500 克，黄酒、食盐等调味品各适量。

[做法] 当归洗净，用清水浸软，切片备用。生姜洗净，切片备用。羊肉剔去筋膜，放入开水锅中略烫，除去血水后捞出，切片备用。当归、生姜、羊肉放入砂锅中，加入清水、黄酒，旺火烧沸后撇去浮沫，再改用小火炖至羊肉熟烂，加入食盐等调味品食用。

[功效] 温中养血，散寒暖肾。

红烧羊肉

[材料] 羊肉 500 克，另备姜片、葱段、料酒、老抽、生抽、冰糖、盐适量。

[做法] 羊肉洗净，切块，焯水捞出，洗净备用；锅中放少量油，把姜片、葱段放入油锅中爆香；倒入羊肉块一起煸炒，加清水、料酒、老抽、生抽、冰糖适量；盖上锅盖，大火煮开后转小火焖煮，至羊肉熟烂后开盖转大火收汁，加入少许

盐即可。

[**功效**] 补血益气，温中暖肾。

狗肉煲

[**材料**] 狗肉500克，黄酒、姜、葱适等量。

[**做法**] 狗肉洗净，切成小块，开水浸泡1小时，去浮沫，置锅中，加黄酒、姜、葱，急火煮开，文火煲1小时，分次食用。

[**功效**] 温补肾阳。

虾马童子鸡

[**材料**] 净仔公鸡1只(约重1 000克)，海马10克，虾仁20克，盐、料酒、葱、姜、味精适量。

[**做法**] 鸡在开水中约煮5分钟，取出，剔除鸡骨取肉，将虾仁、海马温水洗净，泡10分钟后放在鸡上，加葱姜少许，蒸熟至烂，加入少许味精，调好味即成。

[**功效**] 温肾壮阳，益气补精，活血。

荔枝虾球

[**材料**] 虾10只，鲜荔枝10个，盐、鸡精、料酒、蛋清、水淀粉、姜、高汤适量。

[**做法**] 荔枝去核，放淡盐水中浸泡片刻捞出；虾去头、留尾、去虾肠，用1/3茶匙盐、1/2茶匙鸡精、1茶匙料酒、5毫升蛋清上浆，腌制10分钟；将虾身卷曲放入荔枝内，做成荔枝虾球备用。姜切成碎粒备用。锅下油烧温，放入姜粒爆香，然后把荔枝虾虾身朝下放入锅里，倒入高汤焖一会，煮至虾身变色，撒入2/3茶匙盐，淋入水淀粉勾薄芡即可

出锅。

[**功效**] 补肝肾，健脾养胃，排毒养颜。

韭菜炒胡桃仁

[**材料**] 韭菜 200 克，胡桃仁 50 克，盐适量。

[**做法**] 胡桃仁开水浸泡去皮，沥干备用。韭菜摘洗干净，切成寸段备用。麻油倒入炒锅，烧至七成热时，加入胡桃仁，炸至焦黄，再加入韭菜、食盐，翻炒至熟。

[**功效**] 补肾助阳，温暖腰膝。

干煸四季豆

[**材料**] 四季豆 500 克，猪肉 20 克，大蒜 8 瓣，干辣椒 10 个，油、料酒、酱油、盐、味精适量。

[**做法**] 四季豆洗净切成长段，蒜、猪肉切末。小火先煸干辣椒备用。锅内放油，烧至八成热时放入四季豆，炸 3 分钟后，豆角表面起皱干缩，捞出沥油；锅中留底油，烧热，放入蒜末、肉末炒香，调入料酒和酱油后盛出成味汁；锅内放油，烧热，倒入炸过的豆角，用小火煸熟，再将味汁倒入锅里，撒上事先煸好的干辣椒，调入精盐和味精炒匀即可。

[**功效**] 养胃下气，利水消肿，壮筋骨。

淫羊藿茯苓炖乳鸽

[**材料**] 淫羊藿 30 克，茯苓 30 克，乳鸽 1 只。

[**做法**] 乳鸽去毛，除去内脏，洗净后切块，与药材共同放入炖盅内，隔水炖 3 小时，调味，吃肉饮汤。

[**功效**] 温补肾阳，补中益气。

益智虫草炖鹅肉

[**材料**] 益智仁 10 克，冬虫夏草 5 克，鹅肉 250 克。

[**做法**] 将鹅肉洗净切块与药材共入炖盅内，加适量水，隔水炖 3 小时，调味后吃肉饮汤。

[**功效**] 补肾助阳，温脾暖胃，补肺化痰。

核桃仁鸡汤

[**材料**] 嫩鸡 1 只，核桃仁 100 克，盐适量。

[**做法**] 鸡去毛，去内脏，洗净，放入锅中，加清水和核桃仁，水开后转小火炖煮 2 小时，加盐调味即可。

[**功效**] 温肾补阳。

附子粥

[**材料**] 制附子 5 克，粳米 100 克，葱白 2 茎，红糖适量。

[**做法**] 将制附子择净，水煎取汁，加粳米煮粥，待熟时调入红糖、葱白细末，再煮沸即成。

[**功效**] 温中散寒止痛。

桂心粥

[**材料**] 肉桂心 1 克，茯苓 10 克，粳米 60 克。

[**做法**] 将茯苓、肉桂心洗净入锅，加水适量，煎煮 20 分钟，去渣取汁与粳米共煮成稀粥。

[**功效**] 温通心阳。

薤白姜葱粥

[**材料**] 薤白 20 克（鲜品用 40 克），葱白 5 根，生姜片 5 克，粳米 100 克，精盐适量。

[**做法**] 将薤白、葱白洗净，切成细段。粳米淘洗后，入

锅，加水及生姜片煮粥，粥将成加入薤白、葱白，再煮数沸即成。

[功效] 行气通阳，宣痹止痛。

药茶调养

龙眼姜枣茶

[组成] 龙眼肉 10 克，生姜 5 克，红枣 10 粒。

[用法] 生姜洗净切片，加水煮沸后改用小火煮 10 分钟。红枣洗净后撕成小块，与切碎的龙眼肉一起，再冲入煮好的生姜水，加盖焖 10 分钟左右，即可代茶饮。喝不惯生姜水辛辣之味者，可少放些生姜，再加入红糖或蜂蜜适量调味即可。

[功效] 温经通络，驱寒回阳，补气血，强体质。

陈皮红枣茶

[组成] 陈皮 10 克，红枣 10 克，红茶 3 克。

[用法] 陈皮切丝，红枣去核撕成小块，与茶一起，开水冲泡后饮用。

[功效] 益气健脾，暖胃和中。

干姜茶

[组成] 干姜 10 克，红茶 3 克。

[用法] 用干姜的煎煮液泡茶饮用，冲饮至味淡。喝不惯姜茶辛辣之味者，可再加入红糖或蜂蜜适量调味。

[功效] 温中散寒，回阳通脉。

茴香茶

[**组成**] 茴香5克，红糖10克，红茶3克。

[**用法**] 开水泡饮，冲饮至味淡。

[**功效**] 温肾散寒，和胃理气。

巴戟茶

[**组成**] 巴戟5克，杜仲3克，羌活3克，红茶3克。

[**用法**] 用开水泡饮。或用前三味药的煎煮液泡茶饮用。

[**功效**] 温肾暖宫。

肉桂茶

[**组成**] 肉桂2克，红茶3克。

[**用法**] 开水泡饮，冲饮至味淡。

[**功效**] 补元阳，暖脾胃，除冷积，通血脉。

锁阳参茶

[**组成**] 锁阳5克，党参3克，山药3克，覆盆子2克，红茶3克。

[**用法**] 用水煎煮，泡茶饮用。

[**功效**] 补脾益肾。

寄生艾茶

[**组成**] 桑寄生5克，艾叶3克，阿胶3克，红茶3克，红糖10克。

[**用法**] 用前三味药的煎煮液泡茶、糖饮用。

[**功效**] 补益肾阳，温经和血。

巴戟杜仲茶

[**组成**] 巴戟5克，杜仲3克，羌活3克，红茶3克。

[用法] 开水冲泡后饮用，冲饮至味淡。

[功效] 补肝肾，强筋骨。

人参莲子茶

[组成] 白参3克，莲子10克，冰糖适量。

[用法] 先将白参、莲子用适量清水浸泡，人参切薄片，再加入冰糖，隔水小火炖1小时即成。代茶频频饮用。味淡时，嚼食人参、莲子。

[功效] 益气补心，健脾助阳。

桂枝茶

[组成] 桂枝30克，枳壳30克，生姜2片。

[用法] 将桂枝、枳壳、生姜片洗净，同入锅中，加水适量，小火煎煮30分钟，去渣取汁即成。代茶饮用。

[功效] 温通心阳，行气宽胸。

虫草茶

[组成] 冬虫夏草3克，山茱萸6克，炙甘草3克，蜂蜜20克。

[用法] 将上药研粗末，置保温杯中，以沸水冲泡400毫升，加盖焖15分钟，稍凉后再加蜂蜜搅匀即成。代茶饮用，可连续冲泡3～5次。

[功效] 温补心阳，滋肺补肾。

参枣茶

[组成] 红参6克（洗净，润透，切片），大枣6枚（洗净，去核），甘草3克（洗净，润透，切片），桂枝6克（洗净，润透，切片），当归3克（洗净，润透，切片），红糖20克。

［**用法**］把桂枝、甘草用纱布包装扎口。把药袋、红参、大枣、当归同放炖入锅内，加入清水，用中火烧沸，再用小火煎煮 40 分钟。除去药包，留大枣、红参、当归和药汁，加入红糖拌匀即可饮用。每日 3 次，适量饮用。

［**功效**］祛寒补血。

功法锻炼

“动则生阳”，根据中医理论“春夏养阳，秋冬养阴”的观点，阳虚质者的锻炼时间最好选择春夏天，一天中又以阳光充足的上午为最好的时机，其他时间锻炼则应当在室内进行。适当进行户外有氧运动，如慢跑、散步、骑自行车、做广播操、舞蹈等舒缓柔和的运动，也可采用传统的太极拳、八段锦、五禽戏等功法都会让全身各个部位活动起来，促进血液循环改善体质；适当的短距离跑和跳跃运动，如跳绳等可以振奋阳气，促进阳气的生发和流通，同时可适当做空气浴和日光浴。

运动强度不能过大，尤其注意不可大量出汗，以防汗出伤阳；宜控制在手脚温热、面色红润、微微出汗为度。每日锻炼 30～60 分钟，持之以恒。在夏季不宜做过于剧烈的运动。

易筋经

易筋经源于我国古代导引术，历史悠久。据记载，导引是由原始社会的“巫舞”发展而来，到春秋战国时期已为养生家所必习。目前发现流传至今最早的是易筋经十二势版本，各种动作是连贯的有机整体，动作注重伸筋拔骨，舒展连绵，刚柔相济；呼吸要求自然，动息相融，并以形导气，意随形走，易学易练。习练要领：精神放松，形意合一；呼吸自然，贯穿始终；刚柔相济，虚实相兼；循序渐进，配合吐纳。

预备势：两脚并拢站立，两手自然垂于体侧；下颌微收，百会虚领，唇齿合拢，舌自然平贴于上腭；目视前方。

[**取穴**] 百会：在头部，当前发际正中直上 5 寸，或两耳尖连线的中点处。

[**动作要点**] 全身放松，身体中正，呼吸自然，目光内含，心平气和。

[**功用**] 宁静心神，调整呼吸，内安五脏，端正身形。

倒拽九牛尾势

1）右倒拽九牛尾势

动作一：双膝微屈，身体重心右移，左脚向左侧后方约 45°撤步；右脚跟内转，右腿屈膝成右弓步；同时，左手内旋，向前、向下划弧后伸，小指到拇指逐个相握成拳，拳心向上；右手向前上方划弧，伸至与肩平时小指到拇指逐个相握成拳，拳心向上，稍高于肩；目视右拳。

动作二：身体重心后移，左膝微屈；腰稍右转，以腰带肩，以肩带臂；右臂外旋，左臂内旋，屈肘内收，目视右拳。

动作三：身体重心前移，屈膝成弓步；腰稍左转，以腰带肩，以肩带臂，两臂放松前后伸展；目视右拳。重复动作

二、动作三 3 遍。

动作四：身体重心前移至右脚，左脚收回，右脚尖转正，成开立姿势；同时，两臂自然垂于体侧；目视前下方。

2）左倒拽九牛尾势：与右倒拽九牛尾势动作、次数相同，方向相反。

［**动作要点**］① 以腰带肩，以肩带臂，力贯双膀。② 腰部放松，目视拳心。③ 前后拉伸，松紧适宜，并与腰的旋转紧密配合。④ 后退步时，注意掌握重心，身体平稳。

［**功用**］① 通过腰的扭动，带动肩胛活动，可刺激背部的膀胱经及督脉，达到疏通夹脊和振阳通络的作用。② 通过四肢上、下协调活动，可改善软组织血液循环，提高四肢肌肉力量及活动功能。

打躬势

动作一：起身，身体重心后移，随之身体转正；右脚尖内扣，脚尖向前，左脚收回，成开立姿势；同时，两手随身体左转放松，外旋，掌心向前，外展至侧平举后，两臂屈肘，两掌掩耳，十指扶按枕部，指尖相对，以两手食指弹拨中指击打枕部 7 次（即鸣天鼓）；目视前下方。

动作二：身体前俯由督脉各背俞穴，由上向下逐节缓缓牵引前屈，两腿伸直；目视脚尖，停留片刻。

动作三：由腰骶部至头部，由下向上依次缓缓逐节伸直后成直立；同时两掌掩耳，十指扶按枕部，指尖相对；目视前下方。

重复动作二、动作三 3 遍，逐渐加大身体前屈幅度，并稍停。第一遍前屈小于90°,第二遍前屈约90°,第三遍前屈大于90°。年老体弱者可分别前屈约30°,约45°,约90°。

[**动作要点**] ① 身体前屈时,直膝,两肘外展。② 身体前屈时,脊柱自颈向前拔伸卷曲如勾;后展时,从尾椎向上逐节伸展。③ 年老和体弱者可根据自身状况调整前屈的幅度。

[**功用**] ① 中医认为"督脉为阳脉之海",总督一身阳经之气。通过头、颈、胸、腰、髋逐节牵引屈、伸,背部的督脉得到充分伸展,可使疏理全身经气,以充盛阳气。② 可改善腰背部及下肢的活动功能,强健腰腿。③ "鸣天鼓"有醒脑、聪耳之功效。

穴位按揉

穴位按揉可取卧位或坐位,在全身放松的前提下,用拇指、示指或中指末节指腹按压于穴位处,带动皮下组织作环形揉动,手法由轻到重逐渐用力,以患者感到酸麻沉胀为宜,每穴按揉3~5分钟,注意操作时手法应均匀柔和持久,勿用暴力。

取穴要点中的骨度分寸法均以受术者的身材为依据。

适用于各种体质的通用穴位

神门

[**定位**] 在腕部,腕掌侧横纹尺侧端,尺侧腕屈肌腱的

桡侧凹陷处。

内关

[定位] 在前臂掌侧，腕横纹上 2 寸，掌长肌腱与桡侧腕屈肌腱之间。

[取穴要点] 拇指横寸为 1 寸。

通里

[定位] 在前臂掌侧，当尺侧腕屈肌腱的桡侧缘，腕横纹上 1 寸。

心俞

[定位] 在背部，当第 5 胸椎棘突下，旁开 1.5 寸。

[取穴要点] 颈后部正中最突出的骨性标志为第 7 颈椎棘突，向下依次数至第 5 胸椎棘突，肩胛骨内缘至后正中间线为 3 寸。

厥阴俞

[定位] 在背部，当第 4 胸椎棘突下，旁开 1.5 寸。

[取穴要点] 颈后部正中最突出的骨性标志为第 7 颈椎棘突，向下依次数至第 4 胸椎棘突，肩胛骨内缘至后正中间线为 3 寸。

巨阙

[定位] 在上腹部，前正中线上，当脐中上 5 寸。

[取穴要点] 胸剑联合至脐为 8 寸。

膻中

[定位] 在胸部，当前正中线上，平第 4 肋间，两乳头连线的中点。

［**取穴要点**］胸骨角(胸骨柄和胸骨体相接处向前突起的骨性标志)平对第 2 肋,向下数至第 4 肋骨即可。

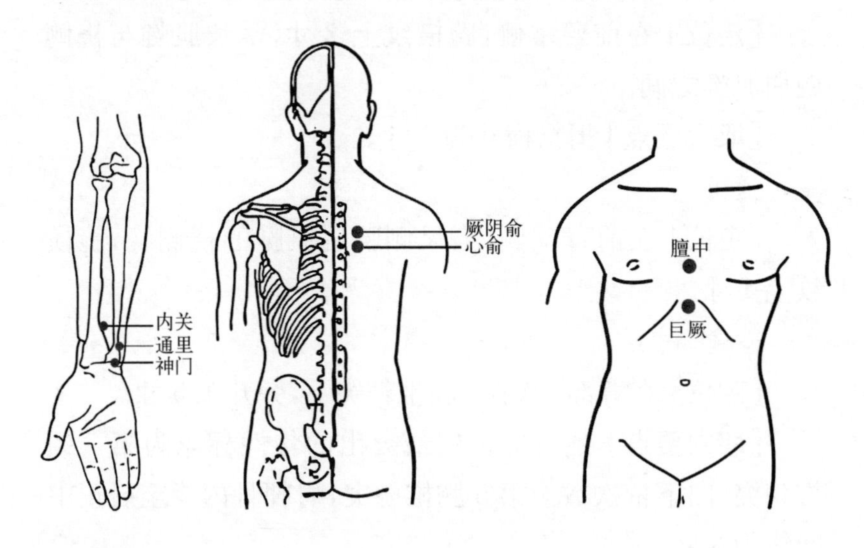

适用于阳虚质的特殊穴位

足三里

［**定位**］在小腿前外侧,当外膝眼下 3 寸,距胫骨前缘一横指(中指)。

［**取穴要点**］腘横纹至外踝尖为 16 寸。

关元

［**定位**］在下腹部,前正中线上,当脐中下 3 寸。

［**取穴要点**］脐中至耻骨联合上缘为 5 寸。

气海

［**定位**］在下腹部,前正中线上,当脐中下 1.5 寸。

［**取穴要点**］脐中至耻骨联合上缘为 5 寸。

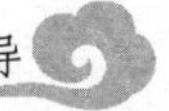

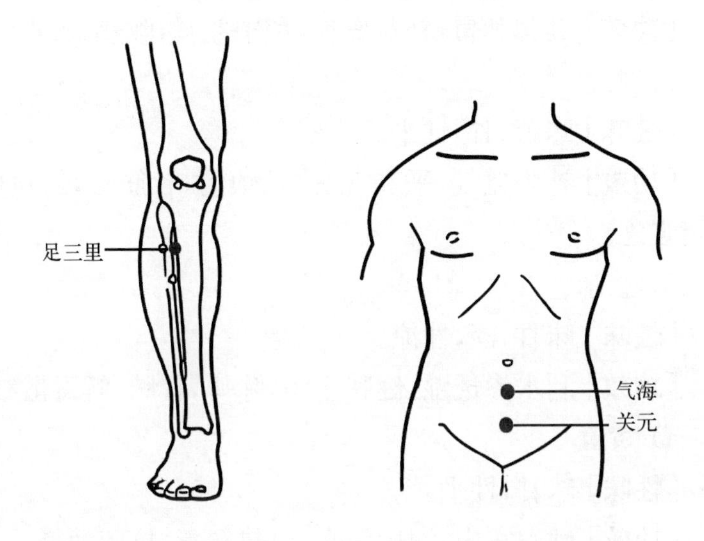

痰湿质冠心病患者的中医养生指导

膳食调养

食材之宜

痰湿体质者体形大多肥胖，身重容易疲倦，喜食肥甘厚味的食物，并且食量大。应常吃味淡性温平的食品，多吃些蔬菜、水果，尤其是一些具有健脾利湿、化瘀祛痰的食物，更应多食。

粮豆类

1）小米

[性味] 味甘、咸，性凉。

[功效] 健脾和胃，补益虚损，和中益肾，除热，解毒。

2) 大米

[性味] 味苦、甘，性平。

[功效] 补中益气，平和五脏，止烦渴，壮筋骨，通血脉，益精强志。

3) 薏米

[性味] 味甘、淡，性凉。

[功效] 利水渗透湿，健脾止泻，除痹，排脓，解毒散结。

4) 黄豆

[性味] 味甘，性平。

[功效] 健脾宽中，润燥消水，清热解毒，抗菌消炎。

[注意] 不可与蜂蜜、酸奶、鸡蛋同食，影响营养成分的消化吸收。

5) 蚕豆

[性味] 味甘，性平。

[功效] 补中益气，健脾利湿，止血降压，涩精止带。

6) 豇豆

[性味] 味甘、咸，性平。

[功效] 健脾开胃、利尿除湿。

7) 白扁豆

[性味] 味甘，性微温。

[功效] 和胃补脾，化湿消暑。

8) 赤小豆

[性味] 味甘、酸，性平。

[功效] 行血补血、健脾去湿、利水消肿。

水产类

1）鲈鱼

[性味] 味甘，性平。

[功效] 益脾胃，补肝肾。

2）鲢鱼

[性味] 味甘，性温。

[功效] 健脾补气、温中暖胃。

3）鲫鱼

[性味] 味甘，性平。

[功效] 健脾开胃，益气除湿。

4）鲤鱼

[性味] 味甘，性平。

[功效] 补脾健胃，利水消肿。

5）带鱼

[性味] 味甘，性微温。

[功效] 补脾益气，益血补虚。

6）泥鳅

[性味] 味甘，性平。

[功效] 补益脾肾，利水解毒。

7）河虾

[性味] 味甘，性微温。

[功效] 补肾壮阳，通乳抗毒、养血固精、化瘀解毒、益气滋阳、通络止痛、开胃化痰。

8）海蜇

［性味］味甘、咸，性平。

［功效］清热化痰，消积，润肠。

蔬菜类

1）白萝卜

［性味］味甘、辛，性凉。

［功效］清热生津、凉血止血、下气宽中、消食化滞、开胃健脾、顺气化痰。

2）胡萝卜

［性味］味甘，性平。

［功效］健脾消食，润肠通便，明目，行气化滞。

3）葫芦

［性味］味甘，性平。

［功效］清热利尿，除烦止渴，润肺止咳，消肿散结。

4）冬瓜

［性味］味甘、淡，性微寒。

［功效］清热解毒、利水消痰、除烦止渴、祛湿解暑。

5）黄豆芽

［性味］味甘，性凉。

［功效］清热利湿、消肿除痹。

6）荸荠

［性味］味甘，性寒。

［功效］润肺化痰、利尿、消痈解毒、化湿消食。

7）佛手

[性味] 味辛、苦、酸，性温。

[功效] 燥湿化痰、止呕消胀、舒肝健脾、和胃。

8) 竹笋

[性味] 味甘，性微寒。

[功效] 清热化痰，益气和胃，疗消渴，利水道，消油腻。

水果类

1) 木瓜

[性味] 味酸，性温。

[功效] 健脾消食，催乳，清热，祛风。

2) 柠檬

[性味] 味甘、酸，性大寒。

[功效] 化痰，止咳，生津，健脾。

其他类

1) 白果

[性味] 味甘、微苦，性温。

[功效] 温肺益气，定喘止带。

2) 陈皮

[性味] 味苦，性温。

[功效] 理气降逆，调中开胃，燥湿化痰。

3) 半夏

[性味] 味辛，性温。

[功效] 燥湿化痰，降逆止呕，消痞散结。

4) 茯苓

[性味] 味甘、淡，性平。

[功效] 除湿利水，健脾胃。

5）白术

[性味] 味甘、苦，性温。

[功效] 健脾补气，利水燥湿。

6）山药

[性味] 味甘，性平。

[功效] 补脾养胃，生津益肺，补肾涩精。

食材之忌

痰湿体质者在食疗上首先着重戒除肥甘厚味，戒酒，且最忌暴饮暴食和进食速度过快，需忌食的食物列举如下：

水果：李子、石榴、柿子、大枣、柚子、枇杷、西瓜、香蕉、杏、桃子、橘子、梨、甘蔗、百合。

肉类：猪肉。

水产：甲鱼、鳜鱼。

坚果：核桃、板栗、芝麻。

其他：醋、饴糖、砂糖、甜饮料等。

药膳调养

菊花薏米粥

[材料] 枇杷叶 9 克，菊花 6 克，薏米 30 克，粳米 50 克。

[做法] 将前两味药加水 3 碗煎至 2 碗，去渣取汁，加入薏米、粳米和适量水，煮粥服用。

[功效] 清热解毒、化痰止咳、除湿软坚。

菖蒲薏米粥

[材料] 菖蒲15克，佛手10克，茯苓30克，薏米60克，粳米100克，冰糖适量。

[做法] 把薏米、粳米洗净，将浸泡好的陈皮、菖蒲、茯苓布包，煮粥，待熟后加入冰糖，拌匀即可食用。

[功效] 清热化痰、祛湿解暑。

山药党参粳米粥

[材料] 山药30克(洗净，切片)，党参10克(浸润后切片)，粳米50克(淘洗干净)。

[做法] 上述所有材料同放入锅内，在锅内加清水，置大火上烧沸，改用小火煮至粥属即成。

[功效] 健脾化痰，行气消瘀。

玉竹燕麦粥

[材料] 燕麦片80克，玉竹10克，蜂蜜适量。

[做法] 将玉竹冷水泡发，沸煮20分钟后沥出汁。再加清水沸煮20分钟取2次汁水，加入燕麦片，溶开，加入蜂蜜，用文火熬煮成稠粥状。

[功效] 补心调胃。

化痰祛湿消暑汤

[材料] 白扁豆，赤小豆，生、熟薏米，佛手，菖蒲，莲子各等份适量。

[做法] 将上述材料加入锅内，加开水10碗慢火煲约2小时，加瘦肉类煲亦宜，用盐调味食用。

[功效] 清热化痰、祛暑利湿。

山药冬瓜汤

[材料] 山药50克，冬瓜150克。

[做法] 山药50克，冬瓜150克，至锅中慢火煲30分钟，调味后即可饮用。

[功效] 健脾，益气，利湿。

赤豆鲤鱼汤

[材料] 活鲤鱼1尾(约800克)，赤小豆50克，陈皮10克，辣椒6克，草果6克。

[做法] 将活鲤鱼1尾(约800克)去鳞、鳃、内脏，将赤小豆50克，陈皮10克，辣椒6克，草果6克填入鱼腹，放入盆内，加适量料酒、生姜、葱段、胡椒，食盐少许，上笼蒸熟即成。

[功效] 健脾除湿化痰，用于痰湿体质症见疲乏、食欲不振、腹胀腹泻、胸闷眩晕者。

珍珠薏米丸子

[材料] 瘦猪肉200克，薏米150克，盐，味精，蛋清，淀粉，白糖，油适量。

[做法] 将猪肉剁成馅，做成直径2厘米大小的丸子备用，将薏米洗净，备用的丸子裹上生薏米，放在笼屉或蒸锅内蒸10～15分钟，然后取出丸子，放调味品勾芡即可。

[功效] 健脾化湿，降脂轻身，适应人群：脾虚湿盛，食少腹泻，四肢无力，头重如裹等症。

茯苓香菇玉笋

[材料] 玉笋250克，香菇100克，茯苓粉10克，盐，味

精，高汤，水淀粉，香油适量。

[**做法**] 将香菇、玉笋切成丝，茯苓粉与水淀粉调和，当油锅约六七成熟时，放入玉笋、香菇、高汤、味精、水淀粉，翻炒撒盐出锅。

[**功效**] 补中健脾，除湿利尿。适应人群：脾虚湿盛，小便不利，嗜睡易困，眼泡浮肿，关节不利等症。

冬瓜炖排骨

[**材料**] 排骨500克，冬瓜500克，姜1块，大料1个，盐、胡椒粉、味精各适量。

[**做法**] 把排骨斩成小块，洗净沥干水分；冬瓜去皮适当切块。将排骨放在开水锅中烫5分钟，捞出用清水洗净。再将排骨、姜、大料和适量清水，上旺火烧沸，再改用小火炖约60分钟，放入冬瓜再炖约20分钟，捞出姜块、大料，再加盐、胡椒粉、味精起锅即可。

[**功效**] 益气补血，利水渗湿。

白菜萝卜汤

[**材料**] 大白菜叶子2片，白萝卜、胡萝卜各80克，豆腐半块(约200克)。

[**做法**] 将大白菜、白萝卜、胡萝卜与豆腐洗净，切成大小相仿的长条，在沸水中焯一下捞出待用，倒入清汤，把白萝卜、胡萝卜、豆腐一起放入锅中，大火煮开后加入大白菜，再次煮开，用盐、味精调味，最后撒上香菜末盛出即可，能化痰清热消食。

[**功效**] 消食化滞、开胃健脾、顺气化痰。

猪肉淡菜煨萝卜

[**材料**] 猪腿肉500克,淡菜100克,白萝卜1 000克。

[**做法**] 淡菜干品用温水浸泡半小时,发胀后,洗去杂质,仍泡在原浸液中,备用。猪肉切块。萝卜切成转刀块。起油锅,放植物油1匙,大火烧热油后,先将猪肉倒入,翻炒3分钟,加黄酒一匙,炒至断生,盛入砂锅内,将淡菜连同浸液,一起倒入砂锅内,再加水适量,用小火煨1小时,然后,倒入萝卜,如水不足,可适量增加,再煨30分钟,萝卜熟透,调味即可。

[**功效**] 化痰利湿。

萝卜丝炒牛肉丝

[**材料**] 白萝卜500克,瘦牛肉250克。

[**做法**] 萝卜、牛肉洗净切细丝。牛肉丝加细盐、黄酒、酱油、淀粉芡等,拌匀。起油锅,放植物油1匙,用大火烧热油后,先炒萝卜丝,加细盐适量,炒至八成熟,盛起备用。再起油锅,放植物油3匙,用大火烧热油后,倒入牛肉丝,翻炒3分钟后,倒入萝卜丝拌匀。再加黄酒1匙,冷水少许,焖烧3分钟,加香葱,拌炒几下,装盆。

[**功效**] 补脾健胃,散血化滞,利水消痰。

陈皮里脊肉

[**材料**] 猪里脊肉300克,陈皮50克,盐,料酒各适量。

[**做法**] 里脊肉洗净切丝,放入盐、料酒腌制20分钟,油热后炒肉至变色,再加入陈皮丝,调味后出锅。

[**功效**] 理气健脾、化痰祛湿。

山药炒豌豆

[**材料**] 山药50克，胡萝卜20克，豌豆30克。

[**做法**] 将山药、胡萝卜分别洗净、切片。炒锅热油，一次放入胡萝卜、豌豆、山药，用大火翻炒5分钟，调味即可出锅。

[**功效**] 补脾养胃，生津益肺，利水消痰。

药茶调养

陈皮茶

[**组成**] 陈皮5克。

[**用法**] 将陈皮放入杯中，用沸水冲泡，焖5分钟后即可饮用。

[**功效**] 理气健脾、化痰祛湿。

茯苓茶

[**组成**] 茯苓10克、红茶3克。

[**用法**] 取茯苓及红茶，用300毫升开水冲泡后饮用，冲饮至味淡即可。

[**功效**] 渗湿利水，健脾和胃。

陈皮荷叶茶

[**组成**] 荷叶12克，陈皮3克。

[**用法**] 将荷叶及陈皮放入水中，两者水煎取汁。

[**功效**] 理气健脾，祛湿化痰。

扁豆山药茶

[**组成**] 白扁豆、山药各20克。

[用法] 将白扁豆炒黄，捣碎，山药切片，两者水煎取汁。

[功效] 健脾益气。特别适合痰湿体质有倦怠乏力、腿脚浮肿等症状。

白术陈皮茶

[组成] 白术 30 克，陈皮 15 克。

[用法] 将白术、陈皮放入 1 000 毫升水中，用中火煎煮 30 分钟，过滤之后当茶饮。

[功效] 健脾燥湿，养胃消痰。

茯苓薏米茶

[组成] 茯苓 15 克，薏米 15 克。

[用法] 将茯苓及薏米放入水中，两者水煎取汁。

[功效] 利水渗湿，健脾和胃。

三宝茶

[组成] 菊花 5 克，陈皮 5 克，普洱茶 5 克。

[用法] 取菊花、陈皮、普洱茶各 5 克，共同研成粗末，再用纱布袋包好放入杯中，用沸水冲泡饮用即可。

[功效] 理气健脾，化痰降浊。

白扁豆花陈皮茶

[组成] 白扁豆花、陈皮、茯苓。

[用法] 将白扁豆花、陈皮和茯苓一起打成粗末，每日用勺子舀取 10 克左右的粉末，再用纱布袋包好放入杯中，然后倒入开水冲泡，焖上 5 分钟，代茶饮用，以冲淡为度。

[功效] 清热除湿，理气和中。

山楂茶

[组成] 山楂 30～40 克，鲜者 60 克。

[用法] 煎汤代茶。

[功效] 健脾消食，理气活血。

莱菔子茶

[组成] 莱菔子 15 克(洗净)，白糖 30 克。

[用法] 莱菔子放入炖杯中，加水 200 毫升。把炖杯置大火烧沸，用小火煮 25 分钟，滤去莱菔子，留汁。在莱菔子汁内加入白糖拌匀即成。代茶饮用。

[功效] 化痰消瘀。

功法锻炼

调理脾胃须单举

动作一：两腿徐缓挺膝伸直；同时，左掌上托，左臂外旋上穿经前面，随之臂内旋上举至头左上方，肘关节微屈，力达掌根，掌心向上，掌指向右；同时，右掌微上托，随之臂内旋下按至右髋旁，肘关节微屈，力达掌根，掌心向下，掌指向前，动作略停；目视前方。

动作二：松腰沉髋，身体重心缓缓下降；两腿膝关节微屈；同时，左臂屈肘外旋，左掌经面前下落于腹前，掌心向上；右臂外旋，右掌向上捧于腹前，两掌指尖相对，相距约 10 厘米，掌心向上；目视前方。

动作三、四：同动作一、二，左右相反。

本式一左一右为1遍，共做3遍。

[动作要点] 力在掌根，上撑下按，舒胸展体，拔长腰脊。

[功用] ① 通过左、右上肢一松一紧的上、下对拉，对脾胃肝胆均有按摩作用；同时可以刺激循行于腹、胸胁部的足阳明胃经、足太阴脾经、足少阴肾经、任脉及背俞穴，达到调理脾胃、疏理经络的作用。② 可使脊柱各椎间的小关节及附着肌肉得到拉伸，从而增强脊柱的稳定性与活动度。

五劳七伤往后瞧

动作一：两腿缓缓挺膝伸直；同时，两臂伸直，掌心向后，指尖向下，目视前方。然后上动不停。两臂充分外旋，掌心向外；头向左后转，动作略停；目视左斜后方。

动作二：松腰沉髋，身体重心缓缓下降；两腿膝关节微屈；同时，两臂内旋按于髋旁，掌心向下，指尖向前；目视前方。

动作三：同动作一，左右相反。

动作四：同动作二，左右相反。

本式一左一右为1遍，共做3遍。

[动作要点] ① 头向上顶，肩向下沉。② 转头不转体，旋臂，两肩后张。

[功用] ① “五劳”指心、肝、脾、肺、肾五脏劳损；“七伤”指喜、怒、悲、忧、恐、惊、思七情伤。本式动作通过上肢伸直外旋扭转的静力牵张作用，可以扩张胸腹部的各脏腑。② 本式动作中往后瞧的转头动作，可舒缓颈项部及肩部肌群的紧张度，增加各肌群的运动幅度，改善颈部及脑部血液循环。

穴位按揉

穴位按揉可取卧位或坐位，在全身放松的前提下，用拇指、食指或中指末节指腹按压于穴位处，带动皮下组织作环形揉动，手法由轻到重逐渐用力，以患者感到酸麻沉胀为宜，每穴按揉3～5分钟，注意操作时手法应均匀柔和持久，勿用暴力。

取穴要点中的骨度分寸法均以受术者的身材为依据。

适用于各种体质的通用穴位

详见“阳虚质”。

适用于痰湿质的特殊穴位

脾俞

[定位] 在背部，当第11胸椎棘突下，旁开1.5寸。

[取穴要点] 颈后部正中最突出的骨性标志为第7颈椎棘突，向下依次数至第11胸椎棘突，肩胛骨内缘至后正中间线为3寸。

胃俞

[定位] 在背部，当第12胸椎棘突下，旁开1.5寸。

[取穴要点] 颈后部正中最突出的骨性标志为第7颈椎棘突，向下依次数至第12胸椎棘突，肩胛骨内缘至后正中间线为3寸。

丰隆

［定位］在小腿前外侧，当外踝尖上 8 寸，距胫骨前缘二横指(中指)。

［取穴要点］腘横纹至外踝尖为 16 寸。

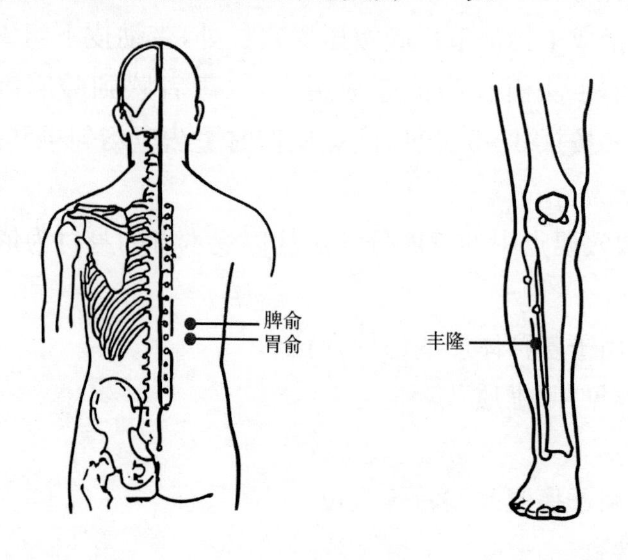

血瘀质冠心病患者的中医养生指导

膳食调养

食材之宜

适合血瘀质的人吃的食物普遍具有活血化瘀之效。果品类有山楂，山楂可用于瘀血体质、痰湿质夹瘀者的调养。金橘无活血作用，但疏肝理气效果佳。蔬菜类性温活血的

有韭菜、洋葱、大蒜、生姜等，适合瘀血体质冬季或阳虚间夹瘀血体质吃。但是如果吃后出现眼眵增多、眼睛模糊，就说明吃得太多，或不合时宜（晚上或者春夏多吃了）。性凉活血的有生藕、黑木耳、紫皮茄子等，适合瘀血体质或瘀血间夹湿热、阴虚内热体质的人吃。但是，由于血脉毕竟有喜温恶寒的特点，因此，不宜大量吃，或者需要配温性食物一起吃。菇类具养肝护肝，还能防癌抗癌，因此也很适合瘀血体质。水产类有螃蟹、海参。螃蟹主要用于消散外伤后遗留瘀血。海参对于血瘀体质形体干枯、皮肤干燥者效果不错。

粮豆类

1）粳米

[性味] 味甘，性平。

[功效] 补中益气，健脾益胃。

2）薏米

[性味] 味甘、淡，性凉。

[功效] 健脾渗湿，除痹止泻。

3）黑大豆

[性味] 性平，味甘。

[功效] 补肾活血，健脾利湿。

4）黄豆

[性味] 味甘，性平。

[功效] 益气养血，健脾宽中。

5）赤小豆

[性味] 味甘、酸，性平。

[功效] 健脾利湿，活血解毒。

水产类

1）鲫鱼

[性味] 味甘，性平。

[功效] 益气健脾，利水消肿。

2）螃蟹

[性味] 味咸，性寒。

[功效] 续筋接骨，活血行瘀。

3）海参

[性味] 味咸，性温。

[功效] 补肾益精，养血润燥。

4）海藻

[性味] 味苦、咸，性寒。

[功效] 软坚散结，清热消痰。

蔬菜类

1）白萝卜

[性味] 味甘、辛，性凉。

[功效] 清热生津，凉血止血，开胃健脾。

2）油菜

[性味] 味甘、性凉。

[功效] 活血化瘀，润肠通便。

3）茄子

[性味] 味甘、性凉。

[功效] 清热解暑，活血消肿。

4）韭菜

[**性味**] 味甘、辛，性温。

[**功效**] 温中行气，散瘀解毒。

5）洋葱

[**性味**] 味甘、辛，性温。

[**功效**] 理气和胃，健脾理气。

6）生姜

[**性味**] 味辛，性微温。

[**功效**] 解表散寒，温中止呕。

7）香菇

[**性味**] 味甘，性平。

[**功效**] 补益脾胃，养血和血。

8）黑木耳

[**性味**] 味甘、性平。

[**功效**] 活血化瘀，益气润肺。

9）大蒜

[**性味**] 味辛、甘，性温。

[**功效**] 解毒消肿。

10）莲藕

[**性味**] 味辛、甘，性凉。

[**功效**] 健脾开胃，止血散瘀。

水果类

1）山楂

[**性味**] 味酸、甘，性微温。

[功效] 活血化瘀，开胃消食。

2）红枣

[性味] 味甘，性温。

[功效] 补中益气，养血安神。

3）柑橘

[性味] 味甘、酸，性寒。

[功效] 开胃理气，止咳润肺。

4）金橘

[性味] 味辛、酸，性甘。

[功效] 行气解郁，生津消食。

5）桃子

[性味] 味甘、酸，性平。

[功效] 活血化瘀，养阴生津。

其他类

1）红葡萄酒

[性味] 味辛、甘、苦，性温。

[功效] 活血行气。

2）当归

[性味] 味甘、辛，性温。

[功效] 补血活血，调气止痛。

3）熟地黄

[性味] 味甘，性微温。

[功效] 滋阴补血，益精填髓。

4）川芎

[**性味**] 味辛，性温。

[**功效**] 活血行气，祛风止痛。

5）山楂

[**性味**] 味酸、甘，性微温。

[**功效**] 消食健胃，行气散瘀。

6）香附

[**性味**] 味辛、苦、甘，性平。

[**功效**] 疏肝理气，调经止痛。

7）红花

[**性味**] 味辛，性温。

[**功效**] 活血通经，散瘀止痛。

8）益母草

[**性味**] 味辛、苦，性凉。

[**功效**] 祛瘀生新，活血调经。

9）丹参

[**性味**] 味苦，性微寒。

[**功效**] 活血调经，祛瘀止痛，凉血安神。

10）白芍

[**性味**] 味苦、酸，性微寒。

[**功效**] 平肝止痛，养血调经。

11）玫瑰花

[**性味**] 味甘、微苦，性温。

[**功效**] 活血散瘀，行气止痛。

12）桃仁

[性味] 味苦、甘，性平。

[功效] 活血祛瘀，润肠通便，止咳平喘。

食材之忌

凡是寒凉、酸涩、收敛、油腻的食物均应忌食，如乌梅、苦瓜、李子、青梅、杨梅、石榴、酸枣、柠檬等，以免酸涩收引，加剧血瘀不散；寒性收引，冰冷的饮料、冰淇淋亦不可多食。列举如下：

不适宜的食品（酸涩之品）：乌梅、苦瓜、柿子、李子、花生米等。

容易胀气的食物：甘薯、芋艿、蚕豆、栗等。

高脂类食物：肥肉、奶油、鳗鱼、蟹黄、蛋黄、虾子、巧克力、油炸食品、甜食等会增高血脂，影响气血运行。

各种冷饮：血液运行遇寒则凝，形成淤滞。

药膳调养

山楂内金粥

[材料] 山楂片 15 克，鸡内金 1 个，粳米 50 克。

[做法] 山楂片于锅小火炒至焦黄备用；鸡内金用温水洗净，烘干研成细末备用；粳米淘净，与焦山楂、鸡内金末共入砂锅中，小火煮粥 30 分钟即可。

[功效] 化瘀血，行气结。

黑豆川芎粥

[材料] 川芎 10 克，黑豆 25 克，粳米 50 克，红糖若干。

[做法] 将川芎用纱布包裹，和黑豆、粳米一起水煎煮熟，加适量红糖，分次温服。

[功效] 活血祛瘀，行气止痛。

首乌黑豆红枣粥

[组成] 制首乌 20 克，黑豆 30 克，红枣 30 克，粳米 100 克，冰糖适量。

[用法] 制首乌、黑豆、红枣和粳米分别洗净，沥去水分备用；锅中加适量清水，放入制首乌、黑豆、红枣和粳米，武火煮沸后改文火熬煮成粥；最后加适量冰糖，略煮即可。

[功效] 健脾活血、利水消肿、补益肝肾，养心宁神。

冬菇油菜

[材料] 油菜 400 克，冬菇 200 克，植物油、盐、味精各适量。

[做法] 油菜择洗干净，切成 3 厘米长的段，梗叶分置；冬菇用温水泡开去蒂；热锅倒油烧热，先放油菜梗炒至六成熟，加盐调味，再下油菜叶同炒几下，放入冬菇和浸泡冬菇的汤，烧至菜梗软烂，加入味精炒匀即可。

[功效] 活血化瘀。

韭菜鲜藕炒木耳

[材料] 韭菜段 50 克，鲜藕片 250 克，净水发黑木耳 10 克，植物油、姜末各适量。

[做法] 锅内倒植物油烧热，放入韭菜段、藕片、黑木

耳、姜末，炒熟即可。

[功效] 补脾开胃，散瘀和血。

海蜇二菜

[材料] 海蜇200克，紫菜15克，芹菜50克。

[做法] 海蜇洗净切丝，紫菜撕碎。芹菜切丝用开水焯过，再以凉开水浸渍，沥去水分，一起拌匀，加调料调味。

[功效] 清热凉血，化瘀散结。

首乌丹参红枣猪肉汤

[材料] 丹参20克，何首乌40克，红枣100克，猪腿肉250克，盐适量。

[做法] 何首乌洗净切片，丹参洗净切片，红枣洗净去核备用；猪腿肉洗净，切成片备用；锅中加适量清水，煮沸后将所有食材放入，改文火煲2个小时，最后加适量盐调味即可。

[功效] 活血祛瘀、乌须黑发、养心安神。

当归田七乌鸡汤

[材料] 乌鸡1只，当归15克，田七5克，生姜1块。

[做法] 把当归和田七放进清水中浸泡清洗，然后把乌鸡装进一个合适的容器里，再把洗好的当归、田七、生姜一起码放在乌鸡上，加适量的盐，再倒入一些清水，注意清水一定要淹过乌鸡，然后盖上盖，等把锅烧开后，上锅隔水蒸，大火蒸3小时，鸡肉烂熟之后，就可食。

[功效] 补血活血，调经止痛，润肠通便。

鸡茸浇油菜

[材料] 油菜250克，鸡脯肉100克，鸡蛋清100克，火

腿 15 克，葱 5 克，姜 5 克，植物油、鸡汤、水淀粉、料酒、味精和盐适量。

[**做法**] 油菜洗净，放入开水中焯一下，捞出放入凉水中过一遍，沥去水分后切成段，装盘，加适量鸡汤、料酒、味精和盐调味，放入蒸锅中蒸制 10 分钟，取出备用；鸡脯肉洗净，剁成茸，加入蛋清搅拌均匀；葱洗净切成葱花，姜洗净切成末备用；锅中加适量植物油，下葱花、姜末炝锅，倒入鸡茸，加适量味精和盐调味，翻炒至熟，淋入明油，浇在蒸好的油菜上即可。

[**功效**] 活血化瘀、健脾养胃，温中益气、补虚填精、宽肠通便。

木耳青菜虾仁豆腐汤

[**材料**] 虾仁 200 克，豆腐 100 克，空心菜 100 克，猪瘦肉 50 克，木耳 30 克，麻油、白酒和盐适量。

[**做法**] 木耳放入清水中泡发，洗净撕成小朵备用；空心菜洗净，切成段，放入开水中焯一下，捞出沥去水分备用；虾仁洗净，豆腐洗净切成片，猪瘦肉洗净切丝备用；锅中加适量清水，放入猪肉丝和木耳，武火煮沸；将虾仁、空心菜、豆腐放入锅中，继续煮沸；加适量白酒和盐调味，淋入芝麻油即可。

[**功效**] 健胃补肾，祛瘀清肠、益气耐饥、生津除烦。

川芎白芷炖鱼头

[**材料**] 白芷 12 克，川穹 12 克，红枣 80 克，鲢鱼头 250 克，姜 3 克，盐适量。

[**做法**] 鲢鱼头洗净备用；川芎、白芷洗净备用；红枣洗

净去核，姜洗净切片备用；将所有食材放入炖盅里，加适量清水，隔水炖4个小时即可。

[功效] 活血行气、健脾止痛。

丹参木耳香菇汤

[材料] 丹参10克，木耳30克，香菇50克，猪瘦肉100克，盐适量。

[做法] 香菇和木耳放入清水中泡发，去蒂洗净备用；猪瘦肉洗净，切成小块备用；将所有食材都放入炖盅里，加适量开水，隔水炖2个小时，最后加适量盐即可。

[功效] 散瘀活血、养血补血，益气充饥、止血止痛。

红酒炖鸡腿

[材料] 鸡腿500克，洋葱100克，胡萝卜100克，蘑菇30克，番茄沙司25克，红葡萄酒20毫升，蒜5克，植物油、胡椒粉和盐适量。

[做法] 鸡腿洗净，抹上适量胡椒粉和盐，腌制10分钟备用；洋葱剥皮洗净切成片，蘑菇洗净切片，胡萝卜洗净切成丁，蒜洗净切碎备用；锅中加适量植物油，烧热后放入腌好的鸡腿，煎至两面金黄，盛出备用；锅中剩下的油继续烧热，将洋葱片、蘑菇片和胡萝卜丁放入锅中，翻炒至七分熟；将鸡腿放入锅中，淋上红葡萄酒，加入番茄沙司和少许清水，翻炒均匀；将锅盖盖上，文火焖炖20分钟即可。

[功效] 活血化瘀，健脾和胃，消食理气，补益肝肾。

甘草茄子

[材料] 茄子250克，葱15克，姜10克，蒜10克，甘草6

克，植物油、味精和盐适量。

[做法] 甘草放入清水中浸透，切成片备用；茄子洗净，切成条状备用；葱洗净切段，姜洗净切片，蒜洗净切片备用；锅中加适量植物油，烧热后下葱段和姜片炝锅，香气四溢后放入茄子条翻炒片刻；将甘草和蒜放入锅中，加适量清水，开文火煮 20 分钟左右；加适量味精和盐调味即可。

[功效] 活血止痛，补脾益气，消肿解毒，清热消暑。

归参烧黄鳝

[材料] 当归 15 克，党参 15 克，黄鳝 500 克，植物油、芝麻油、黄酒、白糖、水淀粉、胡椒粉、酱油、味精和盐适量。

[做法] 当归和党参放入碗中，加适量清水，隔水蒸 20 分钟备用；葱洗净切成葱花，姜洗净切末备用；黄鳝处理干净，切成丝备用；锅中加适量植物油，烧热后下葱花和姜末炝锅，香气四溢后倒入黄鳝丝翻炒片刻，加适量黄酒、酱油和白糖调味；将蒸好的当归和党参倒入锅中，加适量清水，文火焖煮 5 分钟；放入适量味精调味，用水淀粉勾芡，淋上芝麻油，装盘后撒上胡椒粉即可。

[功效] 活血补气，祛瘀止痛，凉血安神。

药茶调养

丹参茶

[组成] 丹参 10 克，绿茶 5 克。

[用法] 将丹参研成粗末，与茶叶一起入杯，用沸水冲

泡(或水煎)成茶,代茶饮用。

[功效] 活血化瘀、宽胸止痛,适用于冠心病、心绞痛。

玫瑰花茶

[组成] 玫瑰花(干品)3～6克。

[用法] 将玫瑰花放入杯中,沸水冲泡成茶,代茶饮用。

[功效] 理气止痛、活血散淤,适用于肝胃气痛。

当归白芍茶

[组成] 当归10克,白芍15克,红茶2克。

[用法] 将上述三味,放入杯中,沸水冲泡(或煎煮)成茶,代茶饮用。

[功效] 活血养血,适用于虚劳伴心腹绞痛。

丹参麦芽茶

[组成] 丹参20克,橘皮9克,麦芽糖30克。

[用法] 将丹参、橘皮,一起水煎煮,沸后,调入麦芽糖,代茶饮用。

[功效] 活血行气、止痛,适用于胃脘胀闭疼痛或胸胁刺痛。

桂花玫瑰茶

[组成] 桂花3克,玫瑰花3克。

[用法] 将上述二味,放入杯中,沸水冲泡成茶,每日2～3次,代茶饮用。

[功效] 和胃理气、温胃散寒,适用于胃寒疼痛、胸闷嗳气、消化不良者。

枸杞红枣茶

[组成] 枸杞子、何首乌、黄芪各20克,去籽红枣3～4颗。

[用法] 将上述四味，放入杯中，用沸水冲泡（或水煎）成茶，代茶饮用。

[功效] 枸杞子补血、何首乌补肝肾、黄芪补气、红枣补脾胃使肌肤红润有光泽。适用于脾肾虚弱，面无血色者。

柴胡玉竹茶

[组成] 柴胡、玉竹、白茯苓各10克。

[用法] 将上述三味，放入水中，水煎成茶，代茶饮用。

[功效] 柴胡疏肝理气、安定神经；玉竹美白润肤；白茯苓健脾胃、润肤美白。适合肝气郁结者。

薏米丹参茶

[组成] 薏米、白术各15克，益母草、丹参各10克。

[用法] 将上述四味，放入水中，水煎成茶，代茶饮用。

[功效] 薏米美白、消水肿，白术健脾胃，益母草疏肝理气、丹参活血化瘀。适合代谢不佳、脸色黯沉者。

当归川芎茶

[组成] 当归6克，川芎2克

[用法] 将上述二味，放入杯中，用沸水冲泡（或水煎）成茶，代茶饮用。

[功效] 此茶补血活血，适用于疼痛绵绵、体质虚弱者。

山楂红糖茶

[组成] 山楂10枚，红糖若干。

[用法] 将山楂冲洗干净，去核打碎，放入锅中，加清水煮约20分钟，调以红糖进食。

[功效] 活血化瘀，健胃消食，适合体质寒凉的血瘀者。

功法锻炼

易筋经

易筋经源于我国古代导引术，历史悠久。据记载，导引是由原始社会的“巫舞”发展而来，到春秋战国时期已为养生家所必习。目前发现流传至今最早的是易筋经十二势版本，各种动作是连贯的有机整体，动作注重伸筋拔骨，舒展连绵，刚柔相济；呼吸要求自然，动息相融，并以形导气，意随形走，易学易练。

［**习练要领**］精神放松，形意合一；呼吸自然，贯穿始终；刚柔相济，虚实相兼；循序渐进，配合吐纳。

预备势：两脚并拢站立，两手自然垂于体侧；下颌微收，百会虚领，唇齿合拢，舌自然平贴于上腭；目视前方。

［**取穴**］百会：在头部，当前发际正中直上5寸，或两耳尖连线的中点处。

［**动作要点**］全身放松，身体中正，呼吸自然，目光内含，心平气和。

［**功用**］宁静心神，调整呼吸，内安五脏，端正身形。

出爪亮翅势

动作一：两脚与肩同宽，右臂外旋，左臂内旋，摆至侧平举，两掌心向前，环抱至体前，随之两臂内收，两手变柳叶掌（五指伸直，并拢）立于云门穴前，掌心相对，指尖向上；目视前下方。

动作二：展肩扩胸，然后松肩，两臂缓缓前伸，并逐渐转掌心向前，成荷叶掌（五指伸直，张开），指尖向上；瞪目。

动作三：松腕，屈肘，收臂，立柳叶掌于云门穴；目视前下方。

重复动作二、动作三 3～7 遍。

[取穴] 云门：在胸前壁的外上方，肩胛骨喙突上方，锁骨下窝凹陷处，距前正中线 6 寸。

[动作要点] ① 出掌时身体正直，瞪眼怒目，同时两掌运用内劲前伸，先轻如推窗，后重如排山；收掌时如海水还潮。② 注意出掌时为荷叶掌，收掌于云门穴时为柳叶掌。③ 收掌时自然吸气，推掌时自然呼气。

[功用] ① 通过伸臂推掌、屈臂收掌、展肩扩胸的动作导引，可反复启闭手太阴肺经循行于胸部的腧穴，促进自然之清气与人体之真气在胸中交汇融合，达到促进全身气血运行的作用。② 可提高胸背部及上肢肌肉力量。

九鬼拔马刀势

1) 右九鬼拔马刀势

动作一：躯干右转，同时，右手外旋，掌心向上；左手内旋，掌心向下。随后右手由胸前内收经右腋下后伸，掌心向外；同时，左手由胸前伸至前上方，掌心向外。躯干稍左转；同时，右手经体侧向前上摆至头前上方后屈肘，由后向左绕头半周，掌心掩耳；左手经体左侧下摆至左后，屈肘，手背贴于脊柱，掌心向后，指尖向上；头右转，右手中指按压耳郭，手掌扶按玉枕；目随右手动，定势后视左后方。

动作二：身体右转，展臂扩胸；目视右上方，动作稍停。

动作三：屈膝，同时，上体左转，右臂内收，含胸，左手沿脊柱尽量上推；目视右脚跟，动作稍停。重复动作二、动作三 3 遍。

动作四：直膝，身体转正；右手向上经头顶上方向下至侧平举，同时，左手经体侧向上至侧平举，两掌心向下；目视前下方。

2）左九鬼拔马刀势：与右九鬼拔马刀势动作、次数相同，方向相反。

［**取穴**］玉枕：在后头部，当后发际正中直上 2.5 寸，旁开 1.3 寸，平枕外隆凸上缘的凹陷处。

［**动作要点**］① 动作对拔拉伸，尽量用力；身体自然弯曲转动，协调一致。② 扩胸展臂时自然吸气，松肩合臂时自然呼气。③ 两臂内合、上抬时自然呼气，起身展臂时自然吸气。④ 高血压、颈椎病患者和年老体弱者，头部转动的角度应小且轻缓。

［**功用**］① 通过身体的扭曲、伸展等运动，使全身真气开、合、启、闭，脾胃得到摩动，肾得以强健，并具有疏通玉枕、夹脊等要穴的作用。② 可提高颈肩部、腰背部肌肉力量，有助于改善人体各关节的活动功能。

卧虎扑食势

1）左卧虎扑食势

动作一：右脚尖内扣约 45°，左脚收至右脚内侧成丁步；同时，身体左转约 90°；两手握固于腰间掌门穴不变；目随转体视左前方。

动作二：左脚向前迈一大步，成左弓步；同时，两拳提至肩部云门穴，并内旋变“虎爪”，向前扑按，如虎扑食，肘稍屈；目视前方。

动作三：躯干由腰至胸逐节屈伸，重心随之前后适度移动；同时，两手随躯干屈伸向下、向后、向上、向前绕环一周。随后上体下俯，两“爪”下按，十指着地；后腿屈膝，脚趾着地；前脚跟稍抬起；随后挺胸、抬头、瞪目；动作稍停，目视前上方。年老体弱者可俯身，两“爪”向前下按至左膝前两侧，顺势逐步挺胸、抬头、瞪目。动作稍停。

动作四：起身，双手握固收于腰间章门穴，身体重心后移，左脚尖内扣约 135°，身体重心左移；同时，身体右转 180°，右脚收至左脚内侧成丁步。

2）右卧虎扑食势：与左卧虎扑食势动作相同，方向相反。

[取穴] ① 章门：在侧腹部，当第 11 肋游离端的下方。② 云门：在胸前壁的外上方，肩胛骨喙突上方，锁骨下窝凹陷处，距前正中钱 6 寸。

[动作要点] ① 用躯干带动双手前扑绕环。② 抬头、瞪目时，力达指尖，腰背部成反弓形。③ 年老和体弱者可根据自身状况调整动作幅度。

[功用] ① 中医认为“任脉为阴脉之海”，统领全身阴经之气。通过虎扑之势，身体的后仰，胸腹的伸展，可使任脉得以疏伸及调养，同时可以调和手足三阴之气。② 改善腰

腿肌肉活动功能，起到强健腰腿的作用。

穴位按揉

穴位按揉可取卧位或坐位，在全身放松的前提下，用拇指、食指或中指末节指腹按压于穴位处，带动皮下组织作环形揉动，手法由轻到重逐渐用力，以患者感到酸麻沉胀为宜，每穴按揉3～5分钟，注意操作时手法应均匀柔和持久，勿用暴力。

取穴要点中的骨度分寸法均以受术者的身材为依据。

适用于各种体质的通用穴位

详见“阳虚质”。

适用于血瘀质的特殊穴位

血海

[**定位**] 屈膝，在大腿内侧，髌底内侧端上2寸，当股四头肌内侧头的隆起处。

[**取穴要点**] 髌骨位于膝关节前方，髌底朝上，尖朝下。

膈俞

[**定位**] 在背部，当第7胸椎棘突下，旁开1.5寸。

[**取穴要点**] 颈后部正中最突出的骨性标志为第7颈椎棘突，向下依次数至第7胸椎棘突，肩胛骨内缘至后正中间线为3寸(肩胛骨下角平对第7～9胸椎。不同的人群之

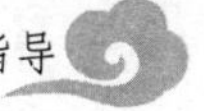

间略有差异。）

曲泽

［定位］在肘横纹中，当肱二头肌腱的尺侧缘。

［取穴要点］肱二头肌腱在屈肘时可在肘横纹中明显触及。

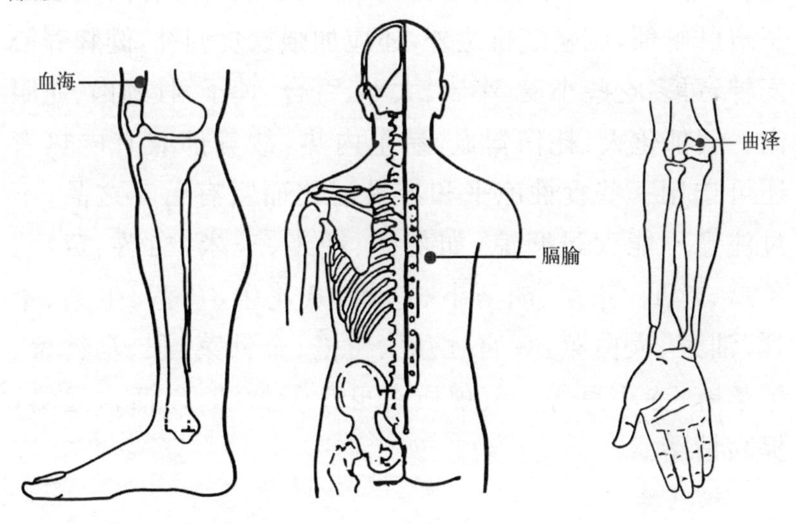

气郁质冠心病患者的中医养生指导

膳食调养

食材之宜

气郁质者以气机不畅为特征，气郁在先、郁滞为本，故疏通气机、调畅情绪为总体调养原则，饮食方面可以多吃些具有理气解郁、调理脾胃功能的食物，如小麦、荞麦、豆豉、刀豆、萝卜、佛手、香橼、茴香、黄花菜、海带、海藻、葱、姜、蒜、九层塔、紫苏、薄荷、橙、柑橘、柚子、金橘、玫瑰花、茉莉花、山楂等。气机郁滞，肝郁不舒，影响及脾，脾失健运；气郁日久，可导致气血失调；故气郁兼有心脾两虚者除了疏肝解郁，调畅气机之外，还应加强饮食调补，健脾养心安神，可多吃些小麦、小米、大枣、百合、莲子、牡蛎肉、龙眼肉。气郁化火，耗伤营血，易生内热，故气郁兼有内热者还可选用一些食性凉平和容易消化而富有营养之品，不过注意不能太过寒凉，如麦片、粳米、玉米、白薯、黄豆、冬瓜、丝瓜、芥菜、胡萝卜、莲藕、煮花生、莴苣、生菜、木耳、油菜、大白菜、豆腐、豌豆、柑橙、金针菜、梨、马铃薯、黑芝麻、赤小豆等。气郁质者可少量饮酒，以活血通络，提高情绪。

粮豆类

1）小麦

[**性味**]性凉，味甘。

[**功效**]养心安神，除烦，健脾益肾，除热止渴。主治心神不宁，失眠，妇女脏躁，烦躁不安，精神抑郁，悲伤欲哭。还可缓解更年期综合征、盗汗、脚气病等。

2）荞麦

[**性味**]性凉，味甘。

[**功效**]开胃宽肠，下气消积。能降血脂、软化血管、保护视力，还具有抗菌消炎、止咳平喘祛痰的作用。

3）小米

[**性味**] 性凉，味甘、咸。

[**功效**] 健脾和胃、补益虚损、和中益肾、除热解毒。营养丰富，能防治消化不良，滋阴养血，和胃安眠。

4）黑豆

[**性味**] 性平，味甘。

[**功效**] 补血安神，明目健脾，补肾益阴，解毒。黑豆营养全面，能抗动脉硬化、降胆固醇，通便排毒，减肥，抗衰老，还能改善贫血症状。

水产类

1）牡蛎肉

[**性味**] 性平，味甘、咸。

[**功效**] 滋阴养血，镇惊安神。能强壮筋骨，缓解失眠、盗汗，改善女性贫血、乏力，并具有一定的美容和强体充沛精力等作用。

2）海参

[**性味**] 味甘、咸，性温。

[**功效**] 补肾益精，养血润燥。具有提高记忆力、延缓性腺衰老，防止动脉硬化、糖尿病以及抗肿瘤等作用。

3）海带

[**性味**] 味咸，性寒。

[**功效**] 软坚化痰，利水泄热。能消瘿瘤结核，痰郁者可多食用。海带中含有大量的碘，是甲状腺功能减退者的最佳食品。海带对动脉硬化、高血压、慢性气管炎、慢性肝

炎、贫血、水肿等疾病有一定的防治作用。

蔬菜类

1）刀豆

[**性味**] 味甘，性温。

[**功效**] 温中，下气，止呃。刀豆具有镇静作用，使神志清晰，精力充沛；还能增强人体免疫力，抗肿瘤。

2）白萝卜

[**性味**] 味辛、甘，性凉。

[**功效**] 清热生津，凉血止血，下气宽中，消食化滞，开胃健脾，顺气化痰。能促进胃肠蠕动，增加食欲，帮助消化；有助于增强机体的免疫力；对高血压、哮喘、流行性感冒等疾病也有一定的防治作用。

3）黄花菜(又名金针菜、萱草)

[**性味**] 味甘，性平。

[**功效**] 养血平肝，利尿消肿，补虚下奶。有止血、消炎、清热、利湿、消食、明目、安神；降低胆固醇；有较好的健脑、抗衰老功效；还可作为病后或产后的调补品。

4）佛手

[**性味**] 味辛、苦、酸，性温。

[**功效**] 疏肝理气，和胃止痛，燥湿化痰。营养价值较高，能健脾开胃，显著改善消化不良、胸腹胀闷，对气管炎、哮喘病也有一定的缓解作用。

5）芹菜

[**性味**] 味甘，性凉。

[**功效**] 清热除烦，平肝，祛风利湿。能平肝降压、镇静安神、防癌抗癌、养血补虚。

6) 莴苣(又名莴笋)

[**性味**] 味苦、甘，性凉。

[**功效**] 利五脏，通经脉，开利胸膈，清热利尿，通乳。能改善心肌功能，利尿消肿，降血压，预防心律失常；促进消化；具有镇定作用，能缓解疲劳、改善失眠。

[**注意**] 不可多食，多食使人目糊；不宜与奶酪、蜂蜜同食；寒性体质者不宜食；痛风、泌尿道结石，眼疾患者不宜食。

7) 白菜

[**性味**] 味甘，性平。

[**功效**] 养胃生津、除烦解渴、利尿通便、清热解毒。富含维生素 C，能促进代谢，润泽肌肤，延缓衰老；有助于增强机体免疫力；保持血管弹性；促进大肠蠕动，通肠利胃。

8) 西红柿

[**性味**] 味甘、酸，性微寒。

[**功效**] 清热解毒，凉血平肝，生津止渴。具有止血、降血压、利尿、健胃消食、减肥瘦身、消除疲劳、抗氧化、抗前列腺癌等功效。

9) 冬瓜

[**性味**] 味甘、淡，性微寒。

[**功效**] 清热解毒、利水消痰、除烦止渴、祛湿解暑。清热生津，避暑除烦，利尿消肿，减肥瘦身，降血脂，防止动脉

粥样硬化。

10）香菜（又名芫荽）

[**性味**] 味辛，性温。

[**功效**] 发汗透疹，消食下气，醒脾和中。香菜有特殊的香味，祛腥膻；促进胃肠蠕动，开胃醒脾；辛香升散，还能缓解胸膈满闷。

水果类

1）橙

[**性味**] 味酸、甘，性凉。

[**功效**] 生津止渴，开胃下气。降血脂，缓解压力，预防胆囊疾病，解酒。

2）柑橘

[**性味**] 味甘、酸，性平。

[**功效**] 止咳化痰，健胃，疏肝理气止痛。能开胃理气，润肺止渴，预防癌症，促进消化，润肠通便，预防高血压和脑出血。

3）柚子

[**性味**] 味甘、酸，性寒。

[**功效**] 健胃化食，下气消痰，止咳平喘，解酒除烦。含丰富的维生素C以及类胰岛素等成分，有降血糖、降血脂、减肥、美肤养容等功效，经常食用，对高血压、糖尿病、血管硬化等病有辅助治疗作用；含天然叶酸，对于孕妇有预防贫血症状发生和促进胎儿发育的功效。

4）金橘

[**性味**] 味甘、酸、辛，性温。

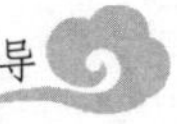

[功效] 行气解郁，生津消食，化痰利咽，醒酒。开胃生津；双向调节血压，可防止血管破裂，减少毛细血管脆性和通透性，减缓血管硬化；增强机体的抗寒能力，防治感冒。

5）苹果

[性味] 味甘、微酸，性平。

[功效] 生津止渴，清热除烦，健胃消食。能降胆固醇；降血压；调节肠胃功能，双向调节腹泻和便秘；减压，提神醒脑；防癌；减肥。

其他类

1）山楂

[性味] 味酸、甘，性微温。

[功效] 消食健胃，行气散瘀，化浊降脂。开胃消食；降血压、降胆固醇、软化血管；镇静；活血化瘀；抑制细菌、治疗腹痛腹泻。

2）豆豉

[性味] 味咸，性平。

[功效] 发汗解表，和胃消食，宣郁除烦，清热止痢，解腥毒。降血压，抗血栓形成；帮助消化，改善胃肠道菌群；消除疲劳，延缓衰老；预防癌症；提高肝脏解毒（包括酒精毒）功能。

3）九层塔（又名罗勒）

[性味] 味辛，性温。

[功效] 疏风解表，化湿和中，行气活血，解毒消肿。促进肠道蠕动，有助于消化；清肠明目；另有杀菌作用，能驱赶

蚊虫、肠寄生虫。

4）紫苏

[性味] 味辛，性温。

[功效] 发汗解表，宣肺止咳，行气宽中，解鱼蟹毒。降血脂，抗血栓；抑菌；抗过敏；抗癌。

药膳调养

合欢金针解郁汤

[材料] 合欢皮（花）15 克，茯苓 12 克，郁金 10 克，浮小麦 30 克，百合 15 克，黄花菜 30 克，红枣 6 个，猪瘦肉 150 克，生姜 2 片，食盐适量。

[做法] 各药物洗净，稍浸泡；红枣去核；黄花菜洗净浸泡，挤干水；猪瘦肉洗净，不必刀切。一起与生姜放进瓦煲内，加入清水 2 500 毫升（10 碗量），武火煲沸后，改为文火煲约 2 小时，调入适量食盐便可。

[功效] 解郁忘忧，宁心安神。

菊花鸡肝汤

[材料] 鸡肝 100 克，菊花 10 克，茉莉花 24 朵，银耳 15 克，料酒、姜汁、食盐适量。

[做法] 鸡肝洗净切薄片，菊花、茉莉花温水洗净，银耳 15 克洗净撕成小片，清水浸泡备用。水烧沸，先入料酒、姜汁、食盐，随即下入鸡肝及银耳，煮沸，打去浮沫，待鸡肝熟，调味。再入菊花、茉莉花稍沸即可。

[功效] 疏肝清热,健脾宁心。

香菜萝卜生姜汤

[材料] 白萝卜1个,香菜3根,生姜2大片,冰糖适量。

[做法] 香菜洗净后,摘掉叶子留根茎;生姜切片;白萝卜洗净切片。将香菜、生姜片、白萝卜片,放入锅中,放适量水,加冰糖煮15分钟即可。

[功效] 健胃消食,止咳化痰,顺气利尿,清热解毒。

甘麦大枣粥

[材料] 大麦、粳米各100克,大枣20克,甘草15克。

[做法] 先煎甘草,去渣,后入小麦及大枣,煮为粥。

[功效] 益气宁心安神。

橘皮粥

[材料] 橘皮30克,粳米100克,白糖适量。

[做法] 橘皮研为细末备用。取锅放入冷水、粳米,先用旺火煮沸,然后改用小火熬煮,至粥将成时,加入橘皮末和白糖,再略煮片刻即可。

[功效] 理气化痰,健脾除湿

佛手粥

[材料] 佛手10克,粳米100克,白糖适量。

[做法] 佛手洗净,切碎,水煎取汁备用;待粳米粥至八成熟时入药汁共煮至熟,入白糖少许调味食。

[功效] 疏肝理气,燥湿化痰,健脾和胃。

香菜粥

[材料] 香菜25克,粳米50克,红糖10克。

[做法] 香菜洗净切碎备用。粳米、红糖加水先煮成稀粥,然后放入香菜,再煮一沸,即停火待食。

[功效] 消食下气,温中止痛,健脾和胃。

佛手肉片

[材料] 猪肉 100 g,佛手瓜 250 g。

[做法] 将锅底放油烧热,肉片放入锅中翻炒变色后加入佛手瓜片翻炒片刻,放入少许盐、酱油翻炒均匀后出锅食用。

[功效] 行气止痛、和胃化痰。

解郁理气鱼

[材料] 八月札 30 克,砂仁 1.5 克,黄花菜 30 克,鳊鱼 1 尾 500 克,葱、姜、盐等各适量。

[做法] 八月札、砂仁煎煮 30 分钟后去渣取汁。鳊鱼去鳞及内脏,将黄花菜及鱼下锅并倒入药汁,加适量水,少许葱、姜、盐等佐料共煮。熟后吃鱼喝汤。

[功效] 疏肝理气,健脾和胃,解郁宁神。

芝麻酱拌莴笋叶

[材料] 莴笋叶 250 克,松子仁 30 克,芝麻酱 50 克。

[做法] 莴笋叶洗净,在沸水中汆一下即捞入盘中;将松子仁捣烂,调入芝麻酱 50 g 中,并与莴笋叶拌匀,可以加入少许酱油和味精调味,佐餐食用。

[功效] 消积下气,润肠通便。

黄花菜肉饼

[材料] 猪肉末 500 克,水泡黄花菜 250 克(干品约 100

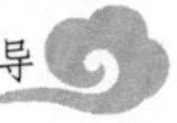

克)，面粉500克，葱、食盐各适量。

［**做法**］猪肉末、黄花菜切碎，加入葱、食盐等调料调匀为馅备用；面粉加水合成面团，擀片，填夹猪肉黄花菜馅，再烙或油煎成饼。

［**功效**］养血补虚，清热除烦，补脑益智。

双花西米露

［**材料**］玫瑰花20克，茉莉花20克，西米100克，白砂糖适量。

［**做法**］玫瑰花、茉莉花置入茶包，加开水冲泡，备用；西米投入沸水中，以中小火煮至半透明即可(5～6分钟)，滤去煮西米的热水(带糊状)；将半透明的西米倒入备好的玫瑰花、茉莉花水中，略加烧开，加入白糖少许调味即可。

［**功效**］疏肝解郁，暖胃下气。

山楂银耳汤

［**材料**］山楂30克，银耳10克，冰糖30克。

［**做法**］将银耳泡发洗净后，与山楂一起放入锅中。加入800毫升清水用大火煮开，再用小火煮30分钟。放入冰糖，待冰糖化开后即可食用。

［**功效**］健脾润肺，解郁理气，消食润肠。

香砂糖

［**材料**］香橼10～15克，砂仁5～10克，白砂糖200～300克。

［**做法**］香橼、砂仁研成细粉末备用。白糖放入锅中，加水适量，以小火慢慢煎熬至稠厚时，加入香橼粉、砂仁粉，

一边搅拌调和均匀，一边继续以小火煎熬，熬到挑起糖成丝状而不黏手时停火。趁热倒入表面抹过食用油的搪瓷盘中，稍冷后按压平整，再切成小糖块即可。

［功效］开胃，健脾，行气。

药茶调养

三花茶

［组成］茉莉花3克，菊花5克，玫瑰花3克。

［用法］用开水冲泡后饮用。

［功效］行气解郁。

萝卜茶

［组成］白萝卜100克，红茶3克。

［用法］萝卜洗净切片后下锅，加水约600毫升，大火烧开后，转用小火将萝卜煮烂。用煮好的萝卜水冲泡茶叶后饮用。

［功效］温中暖胃，下气消食。

陈皮红枣茶

［组成］陈皮10克（切丝），红枣10克（撕成小块），红茶3克。

［用法］用开水冲泡后饮用，冲饮至味淡。

［功效］益气补脾，健胃消食。

佛手香橼茶

［组成］佛手5克（鲜品10克），香橼5克（鲜品10克），

桔梗3克，甘草3克。

[**用法**] 以上药材一同研为粗末(鲜品需捣碎)，置入茶包中，用开水冲泡后饮用，冲饮至味淡。

[**功效**] 疏肝解郁，宽中理气，下气消食，健脾养胃。

金橘茶

[**组成**] 小金橘3～5颗，话梅2颗，绿茶3克。

[**用法**] 金橘洗净后切薄片待用。绿茶冲泡好后，加入切好的金橘片和话梅，待3～5分钟后即可饮用。

[**功效**] 理气解郁，生津消食。

合欢安神茶

[**组成**] 合欢花12克，夜交藤9克。

[**用法**] 开水冲泡后饮用，冲饮至味淡。

[**功效**] 安神养心，活血解郁。

柴郁茶

[**组成**] 柴胡5克，郁金3克，香附3克，白芍3克，橘叶2克，绿茶5克。

[**用法**] 用水煎煮柴胡、郁金、香附、白芍、橘叶至水沸后，冲泡绿茶饮用。

[**功效**] 疏肝解郁，养血活血，散结消痈。

郁金木香茶

[**组成**] 郁金5克，木香3克，莪术3克，牡丹皮3克，花茶3克。

[**用法**] 开水冲泡后饮用，冲饮至味淡。

[**功效**] 理气解郁。

二神茶

[组成] 茯神5克，炒神曲2克。

[用法] 加水煎煮沸后代茶饮。

[功效] 健脾消食，养心安神。

和胃安神茶

[组成] 茯神3克，焦枣仁3克，陈皮2克，炒谷芽2克，砂仁0.5克，甘草3克。

[用法] 加水煎煮沸后代茶饮。冲饮至味淡。

[功效] 养心安神，健脾开胃。

香附薄荷茶

[组成] 香附5克，薄荷3克，花茶3克。

[用法] 开水冲泡后饮用，冲饮至味淡。

[功效] 疏通气机，芳香化浊。

安神定志茶

[组成] 炙远志、石菖蒲、茯苓各6克，人参或党参或西洋参3克(切薄片)。

[用法] 炙远志、石菖蒲、茯苓一同研为粗末，置入茶包，与参片一起用开水冲泡后饮用，冲饮至味淡。

[功效] 补气安神，养心益智。

洋甘菊茶

[组成] 干燥洋甘菊3～5克，绿茶3克。

[用法] 开水冲泡后饮用，可根据口味加入少许蜂蜜调味。

[功效] 舒缓情绪，安神镇痛，降肝明目。

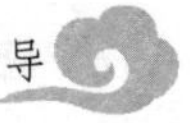

薰衣草茶

[组成] 干燥薰衣草3～5克,薄荷叶3克。

[用法] 开水冲泡,加盖焖置5分钟后饮用,可根据口味加入少许蜂蜜调味。

[功效] 理气解郁,安神定志,清利头目。

洛神花茶

[组成] 干燥洛神花10克,冰糖或蜂蜜适量。

[用法] 洛神花置入杯中,用开水冲泡,加盖焖置5分钟后,加入冰糖或蜂蜜调味后即可饮用。

[功效] 生津养阴,清心除烦,活血补血,消除疲劳。

功法锻炼

易筋经

易筋经源于我国古代导引术,历史悠久。据记载,导引是由原始社会的"巫舞"发展而来,到春秋战国时期已为养生家所必习。目前发现流传至今最早的是易筋经十二势版本,各种动作是连贯的有机整体,动作注重伸筋拔骨,舒展连绵,刚柔相济;呼吸要求自然,动息相融,并以形导气,意随形走,易学易练。

[习练要领] 精神放松,形意合一;呼吸自然,贯穿始终;刚柔相济,虚实相兼;循序渐进,配合吐纳。

预备势:两脚并拢站立,两手自然垂于体侧;下颌微收,百会虚领,唇齿合拢,舌自然平贴于上腭;目视前方。

[取穴] 百会：在头部，当前发际正中直上5寸，或两耳尖连线的中点处。

[动作要点] 全身放松，身体中正，呼吸自然，目光内含，心平气和。

[功用] 宁静心神，调整呼吸，内安五脏，端正身形。

青龙探爪势

1）左青龙探爪势

动作一：两脚约与肩同宽；两手握固，两臂屈肘内收至腰间，拳轮贴于章门穴，拳心向上，目视前下方。右拳变掌，右臂伸直，经下向右侧外展，略低于肩，掌心向上；目随手动。

动作二：右臂屈肘、屈腕，右掌变“龙爪”(五指伸直、分开，拇指、食指、无名指、小指内收)，指尖向左，经下颏向身体左侧水平伸出，目随手动；躯干随之向左转90度；目视右掌所指方向。

动作三：“右爪”变掌，随之身体左前屈，掌心向下按至左脚外侧；目视下方。躯干由左前屈转至右前屈，并带动右手经左膝或左脚前划弧至右膝或右脚外侧，手臂外旋，掌心向前，握固；目随手动视下方。

动作四：上体抬起，直立；右拳随上体抬起收于章门穴，拳心向上；目视前下方。

右青龙探爪势：与左青龙探爪势动作相同，方向相反。

[取穴] 章门：在侧腹部，当第11肋游离端的下方。

[动作要点] ① 伸臂探“爪”，下按划弧，力注肩背，动作

自然、协调，一气呵成。② 目随“爪”走，意存“爪”心。③ 年老和体弱者前俯下按或划弧时，可根据自身状况调整幅度。

[**功用**] ① 中医有“两胁属肝”、“肝藏血，肾藏精”的理论，在青龙探爪势中通过转身、左右探爪及身体前屈，可使两胁交替松紧开合，达到疏肝理气、调畅情志的功效。② 也可增强腰部及下肢肌肉的活动功能。

三盘落地势

准备动作：左脚向左侧开步，两脚距离约宽于肩，脚尖向前；目视前下方。

动作一：屈膝下蹲；同时，沉肩、坠肘，两掌逐渐用力下按至约与环跳穴同高，两肘微屈，掌心向下，指尖向外；目视前下方。同时，口吐“嗨”音，音吐尽时，舌尖向前轻抵上、下牙之间，终止吐音。

动作二：翻转掌心向上，肘微屈，上托至侧平举；同时，缓缓起身直立；目视前方。

重复动作一、动作二 3 遍。第一遍微蹲，第二遍半蹲，第三遍全蹲。

[**取穴**] ① 环跳：在股外侧部，侧卧屈股，当股骨大转子最凸点与骶管裂孔连线的中、外 1/3 交点处。② 龈交：在上唇内，唇系带与上齿龈的相接处。③ 承浆：在面部，当颏唇沟的正中凹陷处。

[**动作要点**] ① 下蹲时，松腰、裹臀，两掌如负重物；起身时，两掌如托千斤重物。② 下蹲依次加大幅度。年老和体弱者下蹲深度可灵活掌握，年轻体健者可半蹲或全蹲。

③ 下蹲与起身时，上体始终保持正直，不应前俯或后仰。④ 吐“嗨”音时，口微张，上唇着力压龈交穴，下唇松，不着力于承浆穴，音从喉部发出。⑤ 瞪眼闭口时，舌抵上腭，身体中正安舒。

[功用] ① 通过下肢的屈伸活动，配合口吐“嗨”音，调畅气机，达到心肾相交、水火既济之功。② 可增强腰腹及下肢力量，起到壮丹田之气、强腰固肾的作用。

穴位按揉

穴位按揉可取卧位或坐位，在全身放松的前提下，用拇指、食指或中指末节指腹按压于穴位处，带动皮下组织作环形揉动，手法由轻到重逐渐用力，以患者感到酸麻沉胀为宜，每穴按揉3～5分钟，注意操作时手法应均匀柔和持久，勿用暴力。

取穴要点中的骨度分寸法均以受术者的身材为依据。

适用于各种体质的通用穴位

详见“阳虚质”。

适用于气郁质的特殊穴位

太冲

[定位] 在足背侧，当第1跖骨间隙的后方凹陷处。

[取穴要点] 第1跖骨间隙位于第1、第2趾间，趾蹼缘

后方的凹陷处。

膻中

[定位] 在胸部,当前正中线上,平第 4 肋间,两乳头连线的中点。

[取穴要点] 胸骨角(胸骨柄和胸骨体相接处向前突起的骨性标志)平对第 2 肋,向下数至第 4 肋骨即可。

中脘

[定位] 在上腹部,前正中线上,当脐中上 4 寸。

[取穴要点] 胸剑联合至脐为 8 寸。

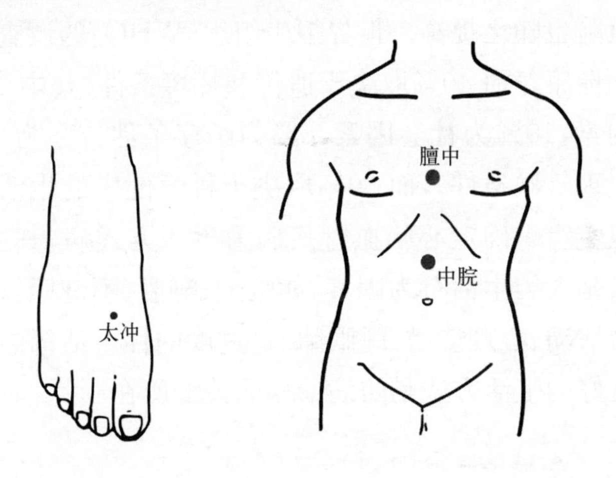

第三章
冠心病患者的日常调护指导

在日常生活中，因社会、经济、精神、文化等各方面的不良因素极易影响生理或心理的健康状况，导致心脑血管疾病的风险也随之提高。世界卫生组织（WHO）的调查证实，人类的健康寿命40％取决于遗传和环境条件（其中15％为遗传因素，10％为社会因素，8％为医疗条件，7％为生活环境和地理气候条件），而60％取决于科学健康的生活方式。世界卫生组织确定心脑血管疾病为生活方式病，其主要危险因素是人类生活行为因素，如吸烟、酗酒、不健康饮食、缺乏体力活动、心理应激、睡眠障碍、过度的性生活等。因此，注重良好的生活方式是防病治病的关键所在。

饮 食 起 居

注意休息，保证睡眠

冠心病患者一定要注意休息，不要过劳，保证充足的睡眠。睡眠不足会导致很多不良后果，如引起交感神经张力增高，导致血压升高，还可引起糖尿病、肥胖，并可引发患心脏病的风险，成年人长期睡眠不足更有可能会出现精神压力、抑郁和酗酒现象，更有可能患抑郁症。

提高睡眠质量可采取下列有效措施：① 睡前散步，以略感疲劳为度；② 睡前用热水泡足，边洗边搓，尤其要搓足心涌泉穴；③ 先睡心，后睡眠，带着愉快心情入睡；④ 睡前不宜喝咖啡、浓茶等兴奋中枢神经之物，不要投入地看电视节目或情感激烈的小说，而引起大脑难以压抑的兴奋；⑤ 晚饭宜少食，并吃易消化食物，利于入睡；⑥ 养成定时就寝的好习惯，老年人不宜晚睡，最好于 22 点左右上床，此时最易入睡；⑦ 调适睡姿，老年人不宜长期仰卧而眠，因其舌根及咽喉部软组织松弛，此体位容易堵塞呼吸道而致呼吸困难，机体缺氧。最佳的睡眠体位是右侧卧位。

起床的慢三步

高血压患者晨醒后，不要急于起床，可以赖床 5 分钟。待心率、血压、呼吸等较为平稳后，再缓慢起床。起床要遵循 3 个“慢”，即“坐起后停半分钟，双腿垂于床沿半分钟，站起后在床前站立半分钟”。生活实践证明，这种赖床 5 分钟、慢三步的习惯有利于高血压的治疗和防止心脑血管意外事件。

衣物以“松”为要

冠心病患者衣饰以选择“三松”为要：裤带宜松，最好采用背带式；穿鞋宜松，以宽松舒适为度，多穿布鞋；衣领宜松，尽量不系领带，若要系的话也应尽可能宽松。高领或领带容易刺激颈动脉窦，引起迷走神经兴奋而使血压和心率骤降，造成脑供血不足而出现晕厥。研究表明，高血压病常伴有动脉粥样硬化，因此血管腔普遍狭窄，若过分勒紧裤带、鞋带等，会增加相应部位的血液流动力阻力，间接引起心脏负荷加大，血压升高。

合理洗浴

冠心病患者应洗温水浴，水温保持在 35～40℃。最适宜的降压温度是 39℃，入浴可以解除精神压力，此时，收缩压可下降 20～30 mmHg，舒张压可下降 10 mmHg。

沐浴时应该注意一些细节：① 沐浴间应保持通风，室内不要过于闷热，沐浴中可以打开排风扇，以免沐浴间内充满蒸汽。② 为了防止疲劳和摔倒，可以在淋浴间放一个小板凳或椅子，坐着洗。③ 冬季入浴前、后要注意淋浴间内、外的温楚差，温度相差过大会引起血压突然上升。因此，室内一定要保暖。④ 沐浴时间不要超过 20 分钟，高血压、心脏病患者沐浴 10 分钟即可。⑤ 从浴盆出来时不要突然站起，否则会出现头晕，这是由于入浴使下降的血压突然上升的缘故，然后再下降，造成暂时性脑缺血。⑥ 饭前、饭后 30 分钟内不宜沐浴。饭前空腹沐浴容易导致低血糖，饭后沐浴时体表血液循环量增加，胃部循环血量减少，可使消化功能衰退，影响食物的消化和吸收。⑦ 沐浴后不要吹风受凉，否则容易导致感冒。浴后要用浴巾擦干全身，除去水蒸气，穿上暖和的衣裤。⑧ 年老体弱、病情不稳定者沐浴时最好有人陪护，一旦出现头晕、胸闷、心动过速时立即停止沐浴。⑨ 严重心脏病、高血压病（血压>180 mmHg）、急性肾小球肾炎、急性肝炎患者和高热、心肌梗死、急性肾衰竭患者及酗酒之后、过度疲劳者不宜淋浴。

谨慎驾驶

稳定和（或）不稳定型心绞痛：休息或驾驶时有症状者不应继续驾驶，症伏得到控制后可恢复驾驶。

心肌梗死：急性心肌梗死 4 周后，只要恢复良好，就可以恢复驾驶。

介入治疗：冠状动脉搭桥、冠状动脉支架置入术后，恢复好者可以驾驶。

高血压：若休息时收缩压持续≥180 mmHg 和（或）舒张压≥100 mmHg 者，则不应驾驶。

心力衰竭：休息或驾驶时有症状者不应驾驶，症状得到控制后方可继续驾驶。

晕厥：在明确晕厥原因并有效控制之前者不应驾驶。

置入人工心脏起搏器或自动复律除颤起搏器(ICD)者：置入永久性人工心脏起搏器恢复良好者可恢复驾驶；置入 ICD 者若 6 个月内心律失常无复发或放电时无症状者可恢复驾驶，预防性置入 ICD 者不受限制。

除了参考以上标准，还建议您驾驶前听取医师的意见。因为每个人的病情是不同的，医师会根据具体的病情提出适合的建议。

适当饮茶

饮茶，在我国具有悠久的历史。茶叶中含有近 400 种化学成分，主要有咖啡因、茶碱、胆碱、黄酮类化合物，还含有锌、硒、铜、锗、镁、钼、锰、铁、钙、磷等多种矿物质。还含有维生素 C、维生素 B_2、维生素 B_1、维生素 E、维生素 B_6、维生素 B_{12} 等。

现代医学研究认为，饮茶能够防治冠心病。其一，饮茶能降低血清胆固醇浓度，调整胆固醇与磷脂的比值，减轻动脉硬化的程度，增强毛细血管壁的弹性，并具有抗凝血和促进纤维蛋白溶解的作用；其二，饮茶能够增强微血管壁的弹性，防止维生素 C 的氧化，有利于维生素 C 在机体内的积累和利用，能够抑制动脉粥样硬化，减少冠心病的发病率。饮茶还具有抗衰老、降血脂、抗动脉粥样硬化等作用。

茶叶中的茶多酚有抗凝、降血脂和抗动脉粥样硬化作用。茶多酚可以通过多种途径来干扰和阻止动脉粥样硬化的发生和发展。另外，茶多酚还有显著降低血脂的作用，能够清除氧自由基，减少脂质过氧化物含量，从而对防治动脉粥样硬化起到积极作用。

由于冠心病患者的冠状动脉和身体其他部位的动脉血管已经发生了粥样硬化，其心脏功能和血管弹性已经出现了不同程度地障碍。因此，利用饮茶疗法来防治冠心病时应注意以下几个问题。

（1）饮茶宜清淡，不宜饮浓茶。因为茶叶中含有的咖啡因和茶碱能增加心肌收缩力，加快心率，而致患者出现心悸、胸闷等症状。所以，对于冠心病患者来讲，饮茶一定注意要清淡，忌饮浓茶。饮茶次数及多少，要根据自身的身体情况量力而行，以饮后舒服为佳。

（2）饮茶品种首选铁观音茶，次选绿茶。铁观音茶有提神、解毒、利尿、清热、助消化的功效，能促进血液循环，降低血脂，预防和治疗冠心病的作用。而绿茶中含有大量的具有抗氧化作用的类黄酮和多元酚，具有抗人体内低密度脂蛋白被氧化的功效，阻止和预防动脉粥样硬化，对人体健康有益。

（3）茶叶中含有的咖啡因具有兴奋大脑皮质的作用。为保证患者充分休息，冠心病患者临睡前不宜饮茶。

（4）不要饭后马上饮茶。如果饭后马上饮茶，茶叶中的鞣酸与食物中的蛋白质结合会形成鞣酸蛋白，形成凝集沉淀，影响胃肠道对蛋白质、铁和维生素 B_1 的吸收，引起消化不良和某种营养成分缺乏症。

(5) 不要用茶水服药。因为茶叶中的鞣酸能与药物结合，形成沉淀，从而影响药物的吸收，影响药物疗效的发挥。

四 季 养 生

春季养生指导

初春季节，老年人中冠心病、高血压的复发情况特别多。这是因为这个时期天气变化无常，忽冷忽热，容易引起血管痉挛而导致心肌供血减少，诱发脑卒中、心绞痛。所以，春季应注意保暖，不要过早脱棉衣，适当“捂一捂”。根据气候变化，适当进行活动，增加身体抵抗力。可选择散步、功法锻炼等，循序渐进，量力而行。每次活动时间不要太长，活动量不要太大。

夏季养生指导

冠心病患者要注意夏季的空调。在大热天短时间内喝入大量冰镇饮料或大量饮水，也会加重心脏负担，使血液浓度骤然下降，这对心脑血管病患者来说很危险。因此夏季应不吃或少吃冷饮，少喝冰镇饮料，少量多次饮水。在闷热的天气里可以使用空调,但温度不应过低,26～28℃即可,且室内、外温差在5℃左右为宜。入睡时一定要关掉空调。

夏季应注意补充水分,量出为入,不渴也应常喝水。老年人体内的水分比年轻人少1/3,加上不显性脱水、天热出汗,使血容量减少,血液更加黏稠,加剧了脑卒中的危险。最简便的办法是以尿量的多少作为补充水分的依据,只要尿量每日少于1 000毫升,就是缺水的特征,当然,心、肾功能不全者例外。

秋季养生指导

秋季是气燥当令的季节,容易导致大便干结。因此秋季要注意补水,定时、主动多喝开水;多吃新鲜蔬菜、水果;重视精神调养,防急躁、发火,防"悲秋"。

秋季还是耐寒锻炼的好时机,以提高人体对气候变化的适应能力,减少感冒 等呼吸道疾病。俗语言:"春捂秋冻",但这对于高血压患者来说并不适宜。寒冷可引起血管痉挛,使血流缓慢,易诱发心、脑血管疾病。

冬季养生指导

注意保暖

老年人机体体温调节功能低下,容易受凉,尤其是前胸和后背。寒冷是高血压、冠心病以及脑卒中的大敌,因此尤

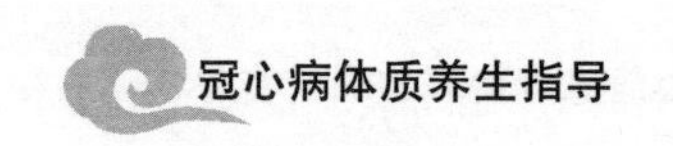

应注意保暖。

衣物：冬季可选用棉衣、羽绒衣、棉背心等轻便、保暖性好的衣物。为了达到最佳的保暖效果，应选择"三紧式"的棉服，即袖口、领口、下摆都是收紧的。里面的毛衣或保暖衣也可以是三紧式的。内衣应选择吸水性能好的纯棉织物，即使有汗，体内热量也不会损失很多。

围巾、口罩、帽子：围巾、口罩、帽子是冬季必不可少的装备。寒冷或是风力较大的天气里一定要戴帽子，并将脸颊部分用围巾裹住。另外，为了防止冷空气被直接吸入体内，也可以将口鼻部分包住，此时可以选择口罩，不但挡风，还能阻挡病原体，防止在人群密集地方交叉感染。

手套、袜子：手部和足部的循环属于全身的末梢血液循环，最容易感到寒冷，特别是手，经常暴露在外，因此要注意手的保暖，应选择保暖性能好的宽松手套。老年人下肢静脉回流不畅，久坐常导致下肢肿胀，因此不适宜穿松紧口的袜子，宜选择棉制的松口抹子。同时穿着时要勤清洗、勤更换，清洗时应将袜子的内面翻出洗净、晾干。

日常生活：冬季要用温水洗脸、刷牙，起夜或者晨起如厕时应注意披上衣服保暖等。

注意生活细节

外出不宜过早：冬季早晨，室外是一天中温度最低的时候，如果此时从室内温暖的环境中去锻炼，最容易引起感冒，甚至诱发心脑血管疾病。

洗澡次数不宜过勤：冬季空气干燥寒冷，许多老年人的皮肤干燥脱屑、瘙痒，误以为是皮肤不清洁所致。于是每日都进行洗浴，结果使皮肤更加干燥，脱屑更多。老年人冬季5～6天洗浴一次为宜。

取暖不宜过度：老年人冬季喜欢用热水袋贴身而卧，常会引起皮肤红斑成烫伤，一般室内温度控制在18°～25°即可。

“小病”别大意：老年人如遇感冒、咳嗽、头痛等不适，必须及时治疗，防患于未然。

避免诱因

暴饮暴食

暴饮暴食是一种危害健康的饮食行为，它是引起胃肠道疾病和心脑血管疾病的重要原因之一。人们平时一日三餐，定时定量，消化系统形成了与之相适应的规律，如果突然改变饮食习惯，摄入过多的食物成饮料，可能会引起胃肠功能失调。大量油腻食物停留在胃肠内，不能及时消化，会产生气体和其他有害物质。这些气体与有害物质刺激胃肠道，很可能引发急性胃肠炎，出现腹痛、腹胀、恶心、呕吐、腹泻等症状。暴饮暴食后胃内压力增加，可引起急性胃扩张。暴饮暴食后会在短时间内需求大量消化液消化食物，这样会明显加重胰腺的负担，使得十二指肠内压力增高，从而增加发生急性胰腺炎或急性胆囊炎的危险。

暴饮暴食者易患心脏病。饱餐后，机体的血液大量向胃肠道分流，使其他组织血供相对减少，消化液分泌增加，影响了冠状动脉的供血。同时，血脂水平骤增，血黏度增加，血流缓慢，外周血管阻力增加，心脏负担增加，血小板容易聚集，堵塞动脉。有报道指出，暴饮暴食后 2 小时内出现冠心病的危险概率是一般人的 4 倍，1 小时内则为 10 倍，3 小时后危险解除。暴饮暴食对原就有心脏病的患者更加危险，因此冠心病患者应合理分配三餐。

防治便秘

冠心病患者应注意防止便秘，尽可能养成规律排便的习惯。注意卫浴间的保暖，冬季最好安装有暖气、浴霸。不要用力排便，这是因为用力排便、屏气时，腹内压力和心脏的压力突然升高，导致心率加快，心肌收缩力增强，心脏负荷急剧增加，对高血压患者来说非常容易诱发脑卒中、心绞痛。如果长期便秘，每次排便持续时间都较长且很困难，则排便前容易产生烦躁、焦虑，甚至恐惧的情绪，导致交感神经兴奋，这也会使心脏耗氧量增加、负荷增大，血压升高。不少心脏病患者经过治疗，病情已经基本稳定，但可因便秘，排便时突然诱发心绞痛，甚至心肌梗死，病情恶化。

防止性生活过度

性猝死又称“腹上死”，自古有之，在历代医书中都有记载。如《养生延命录》中说道：“房中之事，能杀人，能生人。譬之水火，知用者可以养生，不知用者立可死矣。”伴随性生活而来的兴奋反应可造成心脏自律神经和内分泌功能的亢进，脉搏加快、血压升高、全身燥热、肌肉紧绷，极易成为心脑血管疾病发作的导火索。

性猝死最常见于患有高血压、冠心病及其他各种心脏病的患者，因为高度兴奋的性生活易引起心肌缺血、心肌电生理不稳定，诱发严重室性心律失常而猝死。如脑动脉硬化或先天性脑动脉瘤、血管畸形者，可由于血压骤升，脑血管破裂，发生出血性卒中而猝死。

年龄过大、病情重、心脏功能不良者和高血压病不稳定者及出血性脑卒中年龄较大的患者都不宜过性生活，即使病情较轻也应克制性欲。中医认为节欲在于养精，养精在于保养真气，这将有助于延年益寿。但节制性欲不等于完全没有性生活，而是要有节制。如果发生也是在有充分准备的基础上缓缓进行。有头晕、心悸、精神恍惚时，应立即停止。

有专家认为，有高血压、冠心病及其他心脏病者，以及曾发生过蛛网膜下腔出血的人，在性生活时不要过分兴奋激动。在性生活前不要饮酒、饮咖啡等兴奋性饮料或大量吸烟；性生活后要在床上躺卧，最好睡一觉，不要立即起床清洗、排尿、进食、洗澡。此外，应注意性生活环境要安静、舒适、空气流通；冠心病伴有心绞痛症状的患者，性生活前宜服用硝酸甘油或硝苯地平，如在性生活过程中发生心绞痛应暂停性生活，舌下含服硝酸甘油。

心理调护

冠心病患者应善于调整心理情绪，保持心境宁静，学会容忍制怒，寻求心理平衡。心理平衡就是指健康的心理，热爱生活、热爱工作、正视自己、善待他人，乐于助人、爱好广泛、适应社会、降低欲望、目标适度、善于化解等。心理平衡对于心脑血管疾病患者而言尤为重要。

正确认识衰老与疾病

老年人由于机体老化或病痛的折磨容易产生焦虑、恐惧、抑郁、绝望的心理。患者有必要正确认识疾病，心血管病是可防可治的，要消除对心血管病的恐惧感，患者及家属可以主动学习这方面的知识，增强战胜疾病的信心。正确认识所患的疾病，既不掉以轻心，又不过于忧虑，在病情发作时，不紧张惊慌，保持平和心态。

克服退休心理反应

退休之后，社会角色的转变会使一些中老年人产生一系列的消极心理，空虚、失落，为不顺心的事情烦恼，对现状的不满和不适应……久而久之，会严重地损害身心健康。心脏病患者尤其忌讳悲、哀、忧、愁的情绪，特别是发怒、生气，会引起血压的波动，而导致危险。因此，要注重退休后的心理保健，珍惜宝贵的“夕阳红”时期，加强人际交往，培养多种兴趣爱好，让生活充实起来，投入到多姿多彩的晚年生活中去。

退休以后一定要有几个“老友”或玩伴，常常见面，一起散步、聊天。聊天是面对面交流心绪的最好方式，语言上的交流可以释放积存在心理的压力，疏导不良情绪，获得鼓励和安慰，抚慰心灵，解去心头的苦闷。聊天还可以刺激脑细胞不衰老，保持大脑的兴奋状态。因此，聊天既是心理需要，也是生理需要，是最佳的防老抗衰老手段。还可以根据自己身体情况，选择参加街道、社区专门为老年人组织各种活动，如健身、舞蹈、晨练及功法锻炼等。有条件的老年人可以进入老年大学学习。

处理好婚姻与家庭关系

老年人退休后，主要的生活圈子是家庭，家庭关系对他们的心理健康影响很大。调查表明，家庭和睦、夫妻恩爱、婚姻美满、人际关系和谐、互相尊重、互相关心，这些都是健康长寿的重要因素。相反，家庭不和往往是老年人产生焦虑、抑郁、苦闷和多疑等不良心理反应的主要原因。

保持乐观情绪

良好情绪一方面可以取代引起精神紧张的负面情绪；另一方面又可以通过垂体使机体的内分泌保持适度平衡，以使人感到轻松愉快。这种轻松愉快的精神状态，是保证健康的重要条件，也是一种受用不尽的抗病力量。现代医学研究表明，一切忧愁、悲伤、焦虑、烦躁等不良精神刺激，可使血液中儿茶酚胺等血管活性物质分泌增多、血压升高。因此，心血管疾病者要控制情绪、排除杂念、保持心情舒畅和心理平衡，这些都有利于维持高级神经中枢的正常功能，对降低血压、预防心血管疾病有益。

运动调护

冠心病患者可根据各自不同的个体情况选择适宜的运动方式，在运动过程中需注意运动时间、可能出现的意外情况及预防措施等，以免加重病情。

运动的原则

冠心病患者是否需要运动以及运动强度要看患者的实

际情况。如果是急性心肌梗死亚急性期或者急性期，不建议做运动，以免增加心肌耗氧量。一般的慢性冠状动脉供血不足是需要运动的，运动的原则就是循序渐进、持之以恒、量力而为，可以根据患者实际情况做些诸如散步、快走、太极拳等活动，以微微出汗、没有不适为度。

运动的时间

冠心病患者进行适当运动，可以帮助增加冠状动脉的血流量，还可稳定血压，但是要注意选择适宜的运动时间。首先，要避开"高峰期"，将运动时间安排在下午或晚上。"高峰期"是指上午 6:00～9:00，该时段为冠心病的高发期，因为经过一夜的睡眠，血液在血管里变的浓稠，血流速度过于缓慢，容易加重血栓的形成；也有研究表明在这一时段中，由于人的交感神经活性较高(交感神经兴奋意味着心率会加快，血压会增高)，从而引起心肌细胞活动的不稳定，容易出现心律失常。所以最好将锻炼安排在下午或晚上，做些简单的活动，如慢走、慢跑、打太极拳等。而且最好与家人或朋友结伴而行，这样可以互相照顾，保证安全。

运动的注意事项

禁忌大运动量的项目：冠心病患者不宜选择长跑、短跑、举重物、足球、篮球这些项目，以免增加心肌耗氧量，诱发心绞痛。

禁忌参加有竞争性的体育活动：当患者参与到比赛中

时，不自觉地处于高度兴奋的状态，容易因情绪不稳诱发心绞痛。

禁忌体位改变过快的运动项目：冠心病患者外周血管都有不同程度的动脉硬化，血管调节功能差，如进行健美操等音乐激昂，动作过快，弯腰、低头、下蹲姿势较多的体育活动，容易出现脑血管意外。

冠心病患者应注意选择运动环境：冠心病患者在活动时，尤其是游泳，要尽量选择在短距离的游泳池内，千万不要选择在湖泊、江、海中游泳，以免身体出现异常变化时，不容易从运动环境中撤出。

用药调护

不宜随便加大药量

有些冠心病患者治病心切，恨不能一下子把病治好，就不按照医嘱吃药，擅自加大药量，结果欲速则不达。例如，硝酸甘油是缓解心绞痛的速效药，个别患者因一次含服不见效，就在短时间内连续服好几片，结果不仅疗效不佳，反而疼痛加剧。这是因为任意加大硝酸甘油量可以直接造成管状动脉痉挛，而且还会产生耐药性。因此，当遇到用药效果不佳时，因及时去医院就诊。

不宜随意联合用药

治疗冠心病的药不能随意联合应用，尤其是对成分不清楚时更应谨慎。如阿司匹林不能与鹿茸、甘草及制剂联合服用;含丹参等的活血药最好不要与华法林等抗凝药同时服用,否则会相互抵消。长时间服用阿司匹林的患者应慎用活血化瘀类中药,因为过度活血化瘀容易诱发出血性疾病。临床上还发现,普萘洛尔合并维拉帕米可发生心动过缓、低血压、心衰,严重者甚至心脏骤停,而洋地黄和维拉帕米合用则可发生猝死。

不宜随意突然停药

冠心病是需要长期坚持用药的,有一部分冠心病患者在胸闷、憋气等症状时用药很准时,一旦病情有了好转,或者症状消失时就随意停药,这是不可取的,如果随意停药,病情随时都可能发生变化甚至加重。长时间服用普萘洛尔的冠心病患者更不可骤停服药,否则会引起“反跳”,加剧心绞痛甚至发生心肌梗塞。该什么时候停药,最好还是听医生的建议,不要自作主张。

不宜随便服用中成药

中药治疗冠心病有明显的优势,尤其对西药疗效不佳的患者。但很多人对中成药不了解,看到别人服用有效就拿来吃。其实中成药是不可以随便服用的,要分清年龄、性别、体质因素、居住环境等。中药历来注重辩证与辨药相结合,病分症型,症有差异,应在医生指导下根据病症选药。以冠心苏合丸为例,它是用于冠心病急救的一种中成药,适用于心绞痛、胸闷憋气等症，特别对缓解心绞痛发作具有佳效。当患者心绞痛发作频繁时，在较短的时间内用这种药确实可以收到效果。但是，中医认为冠心苏合丸仅善于治标，当病情由急转缓后，就不宜在连续服用冠心苏合丸了。又由于冠心苏合丸中含有青木香、冰片、乳香等芳香芳香开窍、理气止痛的中药，冠心病患者过多服用服用此类药物会耗散人体元气，不利于病情好转。另外，冠心苏合丸属于温性的芳香开窍药物，凡属内热体质的心绞痛患者误服，便会火上浇油，内热体质的患者应改用其他药物，或者在服用冠心苏合丸的同时适当配合养阴清热类中药，如知柏地黄丸等。患有胃炎、胃溃疡、食管炎又有冠心病、心绞痛的患者也不宜服用冠心苏合丸，因其中所含的冰片、苏合香对胃及食道黏膜有较强的刺激作用。

腹泻时不宜自行服用止泻药

冠心病患者出现腹泻时要注意，有时可能是心脏问题表现的假象。因为急性下壁心肌梗死常表现为上腹痛，有时也伴有呕吐、腹泻，常使人误以为是急性胃肠炎，而仅服止泻药势必会延误病情，失去最佳抢救机会。因此，冠心病患者一旦发生腹泻、腹痛等情况，不宜自行服用止泻药，因立即去医院就诊。

第四章
冠心病常见合并症中医养生指导

冠心病合并肥胖

肥胖症

早在1948年WHO就提出肥胖症是一种可影响人类身体健康的慢性疾病。近几十年来，随着研究的不断深入，发现肥胖具有在世界各国流行广泛和全球增长迅速两大特点。如今，肥胖已经被公认为是影响健康长寿的祸根，高血压、高脂血症、冠心病、糖尿病、肝胆疾病都与肥胖有着密切的关系。

在这里需要普及“BMI”这一概念，BMI，即体重指数，其计算方法为：体重指数＝体重(千克)/身高(米)^2。BMI数值在18.5～23.9即为体重适宜；小于18.5为消瘦；达到24即为超重(超重是比较轻度的肥胖)；达到28为肥胖。按照脂肪聚集部位的不同，可分为中心型肥胖和周围型肥胖。

中心型肥胖：最常用的指标是腰围与臀围之比，男性在0.95以上，女性在0.85以上，即可视为中心型肥胖，表现为腹部皮下脂肪堆积，大网膜、肠系膜、肝、胃肠等内脏周围的脂肪增多，与不良生活习惯相关，是高血脂、动脉硬化的帮凶。中心型肥胖又称为腹型肥胖、内脏脂肪型肥胖、上半身肥胖或苹果形肥胖。

周围型肥胖：指四肢和躯体均肥胖，又称为皮下脂肪型肥胖、外周型肥胖、下半身肥胖、四肢型肥胖或梨形肥胖。医学专家研究的结果是：中心型肥胖比周围型肥胖更易患各种疾病，其中就包括脂肪肝。这不难理解，腹部堆积大量脂肪、腹部大，意味着腹腔内的肝、肾等重要脏器更容易受到脂肪的侵犯。

肥胖是影响冠心病发病和死亡的一个独立危险因素，肥胖者发生冠心病的概率远高于非肥胖者。其原因有：① 体重超过标准，引起心脏负担加重和高血压；② 肥胖者多喜欢吃油腻食物，进食过多的饱和脂肪酸，促进动脉粥样硬化形成；③ 高甘油三酯血症、高胆固醇血症及高脂血症，使血液黏度和血凝固性增加，易发生动脉粥样硬化、微循环障碍及冠状动脉栓塞；④ 肥胖者脂肪组织分泌一系列细胞因子，触发体内炎症反应，损伤血管内皮；⑤ 体力活动减少，冠状动脉侧支循环削弱或不足。同时肥胖时体重负担增加，也是促进冠心病发生心力衰竭的原因之一。

值得警惕的是，中心型肥胖症患者要比周围型肥胖者具有更高的罹患疾病的危险，当体重指数只有轻度升高而腰围较大者，冠心病的患病率和死亡率就增加。肥胖症患者多在餐后较长时间内血脂持续在较高水平，富含甘油三酯的低密度脂蛋白（LDL）中的较小而致密的颗粒有直接致动脉粥样硬化的作用。防治超重和肥胖症的目的不仅在于控制体重本身，更重要的是肥胖与许多慢性病有关，控制肥胖是减少慢性病发病率和病死率的一个关键因素。

减肥

按照病因，肥胖症可分为单纯性肥胖症和继发性肥胖以及药物引起的药物性肥胖。单纯性肥胖症是无明显内分泌代谢病病因可寻者；继发性肥胖症常由各种疾病引起。在这里所说的肥胖是指单纯性肥胖，引起单纯性肥胖最重要的两大原因是饮食类型及饮食方式不健康和体力活动过少，因此肥胖症治疗的两个主要手段是减少热量摄取及增加能量消耗。肥胖的治疗强调以饮食、运动为主的综合治疗，必要时辅以药物或手术治疗，最终目的是纠正患者体内异常的能量代谢状态，降低肥胖相关疾病的发病率，提高患者生存质量，改善患者预后。

少摄入能量

少吃并不是一味地节食饿肚子，而是少吃高能量食物（如肉类、谷类、甜食、油炸或油腻食物、烹调油等），代之以低能量食物(如脱脂奶、蔬菜、水果、清淡的食物),这样既能保证基本的营养需求,又能减少能量的摄入。以下是一些减少能量摄入的具体建议。

(1) 烹调时少放油,在饭店就餐时不要吃油比较多的菜肴。尽量采用煮、煨、炖、烤和微波加热的烹调方法。

(2) 不吃过油或油炸的食品,注意饭店里有很多菜肴是过油或油炸的。

(3) 注意面包(全麦面包除外)、饼干(苏打饼干除外)、快餐面、点心、膨化食品和麦片中含有大量的脂肪,应尽量少吃。

(4) 适当减少饮用含糖饮料,养成饮用白开水和茶水的习惯,少喝啤酒。

(5) 进食应有规律,不暴饮暴食,不要一餐过饱,也不要漏餐。

多消耗能量

有氧运动(跑步、游泳、球类、健身操等)能消耗大量能量,是减肥的好方法。但实际上,日常活动也是运动的一种,如做家务。而且日常活动可以经常地、随时随地、日积月累地进行。关键是养成少坐多动的习惯,让运动成为日常生活的一部分。就减肥而言,行为纠正、改变不良生活习惯、坚持控制饮食和有氧运动通常是最有效的方法。

在肥胖的药物治疗方面,目前市场上的减肥产品五花八门,推广手段无奇不有。许多产品成分不明,疗效和安全

件未经临床研究证实，不少含有违禁成分，如抑制食欲的芬氟拉明等药物，就可导致广泛性的瓣膜性心脏病，因此对于减肥药，消费者应提高警惕。药物治疗仅适用于因肥胖而致疾病危险性增加的患者，而不应该用于美容的目的，对于肥胖者应首选膳食和运动疗法。如果在用药物减重治疗的最初 6 个月内有效，可以考虑继续使用。但必须记住，药物只是全面治疗计划中的一部分，只起辅助作用。只有在改善饮食结构和增加体力活动的基础上用药物辅助减重才能收到较好效果。最好根据自身情况，采用饮食和运动相结合的减肥方法。需要用药时应该由专科医生选药。

肥胖的手术治疗包括以限制摄入和(或)减少吸收为目的的胃肠道改建术以及局部脂肪切除术。胃肠道改建术适用于重度肥胖，且使用饮食控制、运动、药物等方法失败者。局部脂肪切除术适用于因脂肪堆积过多影响美观或生活自理能力者。这类手术长期效果不理想，且并不会给患者带来与肥胖相关的其他疾病(高血脂、高血压等)的有效改善。

冠心病合并高血压

高血压的概述

高血压是一种以血压异常升高为特征的进行性心血管

系统综合征，可造成心、脑、肾、血管及其他器官的结构与功能损害，最终导致这些器官的功能衰竭。此定义强调高血压是一种综合征，不仅是血压数值的升高，更是全身系统性异常的一个外在表现。

目前我国采用 WHO 和世界高血压联盟（WHL）2003 年的标准：① 18 岁以上成年人在未服抗高血压药物的情况下，收缩压≥140 mmHg 和（或）舒张压≥90 mmHg；② 患者既往有高血压史，目前正在服用降血压药，血压虽然低于 140/90 mmHg，也应该诊断为高血压。非同日两次测量血压均符合高血压的诊断标准，且原因不明的高血压，即称为原发性高血压（高血压病）。

高血压的诊断和分级

目前在我国，只要有以下 3 种情况之一者就应诊断为高血压：① 在未用降压药情况下，收缩压≥140 mmHg 和（或）舒张压≥90 mmHg；② 收缩压≥140 mmHg 而舒张压≤90 mmHg 者，诊断为单纯性收缩期高血压；③ 既往有高血压史，目前正在用降压药，即使血压低于 140/90 mmHg，也应诊断为高血压。

近半个世纪以来，我国高血压患病率呈现明显上升的趋势。据 2002 年全国民营养与健康状况调查资料显示，我国 18 岁及以上居民高血压患病率为 18.8%，与 1991 年比较，患病率上升 31%。估计全国患病人数 1.6 亿多。根据

2006年中国心血管病报道，中国每年新增高血压病患者1 000万人，估计2006年高血压人数已达2亿，每5个成年人中就有1人是高血压患者。相关资料还表明，除高血压外，心血管病的其他危险因素（血脂异常、肥胖、糖尿病、吸烟等）也呈明化上升趋势，在一定程度上加快了高血压的致病过程。导致高血压和其他危险因素上升的主要原因，是由于我国经济快速发展，人民生活水平日益提高，生活节赛不断加快，带来一系列不健康生活方式所致。其中最重要的是肥胖、膳食不平衡、吸烟和过量饮酒、缺乏体力活动以及心理压力增加。

《中国高血压防治指南（2005年修订版）》采用的血压定义与分级如下：根据血压升高水平，将血压分为1、2、3级。当收缩压和舒张压分属于不同分级时，以较高的级别作为标准。

类　别	收缩压(mmHg)	舒张压(mmHg)
正常血压	＜120	＜80
正常高值	120～139	80～89
高 血 压	≥140	≥90
1级高血压（轻度）	140～159	90～99
2级高血压（中度）	160～179	100～109
3级高血压（重度）	≥180	≥110
单纯收缩期高血压	≥140	＜90

注：若患者的收缩压与舒张压分属不同的级别时，则以较高的分级为准。单纯收缩期高血压也可按照收缩压分为1、2、3级。

高血压的临床表现

高血压通常起病缓慢，早期常无症状，可在相当长的时间内自觉良好，往往在体检或因其他疾病就诊时发现。高血压患者的表现与血压升高程度并无一致关系。高血压常见的6个症状如下：

头晕：头晕为高血压最多见的症状。有些是一过性的，常在突然下蹲或起立时出现，有些是持续性的。头晕是患者的主要痛苦所在，其头部有持续性的沉闷不适感，严重的妨碍思考，影响工作，对周围事物失去兴趣，当出现高血压危象或椎-基底动脉供血不足时，可出现与内耳眩晕症相类似的症状。

头痛：头痛亦是高血压常见症状，多为持续性钝痛或搏动性胀痛，甚至有炸裂样剧痛。常在早晨睡醒时发生，起床活动及饭后逐渐减轻。疼痛部位多在额部两旁的太阳穴和头部枕区。

烦躁、心悸、失眠：高血压患者性情多较急躁，遇事敏感，易激动。心悸、失眠较常见，失眠多为入睡困难或早醒、睡眠不实、噩梦纷纭、易惊醒。

注意力不集中，记忆力减退：早期多不明显，但随着病情发展而逐渐加重。

肢体麻木：常见手指、足趾麻木，或皮肤如蚁行感，或项背肌肉紧张、酸痛。部分患者手指不灵活。

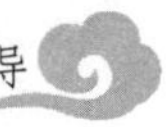

出血：较少见。由于高血压可致脑动脉硬化，使血管弹性减退，脆性增加，故容易破裂出血。其中以鼻出血多见，其次是结膜出血、眼底出血、脑出血等。据统计，在大量鼻出血的患者中，约80%患有高血压。

高血压的危害

高血压是一组临床综合征，它本身并没有多么可怕，可怕的是它所引发的重要器官与生理系统的损害。人体有很多器官会因高血压病而受到损害，这些器官称为高血压损伤的靶器官。高血压损伤的主要靶器官是心、脑、肾，可导致心，脑、肾等重要脏器的严重病变，发生脑卒中、心肌梗死、肾功能不全等致死、致残性疾病。

高血压是动脉粥样硬化病变的主要危险因素之一，也是脑卒中最主要的危险因素，79.8%的脑卒中与高血压有关。脑卒中又称“脑血管意外”、“脑血管事件”、“中风”。脑卒中可分为缺血性脑卒中和出血性脑卒中。缺血性脑血管病占脑卒中总数的60%～70%，包括短暂性脑缺血发作、脑血栓、脑栓塞、腔隙性脑梗死、分水岭脑梗死等；出血性脑血管病占脑卒中病例的30%～40%，是晚期原发性高血压最严重的并发症，根据出血部位的不同分为脑出血和蛛网膜下腔出血。

高血压对肾的危害初期是肾小动脉硬化、狭窄，纤维组织增生（这种病变称为高血压性肾硬化），然后是导致肾的排泄功能障碍，体内代谢终末产物（肌酐、尿素氮等）不能全部排出而潴留在体内，水盐代谢和酸碱平衡也发生紊乱，出现尿毒症。尿毒症是不可逆转的，目前对肾功能损害及尿毒症的治疗还是世界性的难题。

高血压与冠心病

流行病学调查证实：高血压合并冠心病的发病率较血压正常者冠心病的发病率高2～4倍。我国冠心病患者有70%以上合并高血压。高血压患者尸体资料表明，血压与冠状动脉硬化和血清胆固醇相关。这除了高血压造成内膜损伤、血栓形成，纤维组织增生而导致动脉硬化的原因之外，还因为患高血压时，高级神经中枢活动障碍，神经内分泌系统紊乱，心血管系统对肾上腺素、儿茶酚胺等敏感性增加，这既是高血压的发病因素，也是动脉粥样硬化发生的重要因素。而且，血压水平越高，动脉硬化程度越重，发生冠心病的危险越大。

高血压是心绞痛发作的重要诱因。血压升高使心脏负荷加重，心肌耗氧量增加，从而引起冠状动脉供血不足而诱发心绞痛。在此基础上，可进一步发生血栓，堵塞冠状动脉血管，使血流中断，心肌发生严重而持久的缺血、缺氧，即心肌梗死。高血压患者合并心肌梗死的发病率较血压正常者至少高2倍，而且梗死后近期及远期病死率增高。

冠心病合并高血压患者的饮食

冠心病合并高血压时除了注意冠心病的饮食原则(控制热量、控制脂肪摄入、多摄取膳食纤维、维生素和矿物质等)外,尤其应注意要低盐饮食。

高血压的发病率与食盐摄入量成正相关。流行病学统计资料表明,每日摄入15克食盐者,高血压发病率为10%,如每日再增加食盐2克,则高血压发病率提高2倍。人体对钠的需要量很低。中等体重的成年人,每日摄钠1～2克(相当于食盐3～5克),即足以满足其生理需要。因此WHO建议每人每日摄盐量应控制在5克以下,钠总量不超过2克(1克钠相当于2.5克食盐)。这5克的盐量,还包括一些含盐食物中那些看不见的盐。这些食物有酱油;各种腌制食物;海鱼、虾、牡蛎、海带;各种熟食,如火腿、香肠、肉干、咸蛋、烧鸡以及各种酱菜等。这些物质人均摄入量为每日2克。减掉这2克,实际上每日的人均用盐量就是4克。有研究报道,中度限盐(每日4～6克),可使人群平均血压下降,可使1/3轻、中度高血压患者恢复正常,并能增加人群服用降压药的效果。

低盐饮食可参考以下几点:

(1) 炒炒菜时先不加盐,起锅前、起锅后,或端到餐桌后再加盐拌匀,这样用盐量可以减少1/3～1/2。这是因为盐还来不及渗入到菜肴内部,都附在外部,因此少量的盐也能够满足口味。

(2) 在总摄盐量不超过标准的情况下,可将盐量重点分配在一道菜里,这样就保证了有一道咸味稍重的菜,可以调节口味。也可以用酱油、豆酱代替食盐,5 克酱油、20 克豆酱含盐 1 克,但味道好,用盐少。

(3) 多放一些辅料,如葱、姜、蒜、香菜、花椒、大料等,这样香味浓郁,盐少也好吃。

(4) 适量多吃些生菜、沙拉等,这样既可少摄盐,又可保留最多的营养成分(食盐与其他钠盐调味品换算方法如下:1 小匙食盐=5 小匙味精=2 大匙酱油)。

冠心病合并高脂血症

高脂血症的概述

血浆中总胆固醇、低密度脂蛋白胆固醇、甘油三酯超过正常范围称为高脂血症。脂质不溶或微溶于水,必须与蛋白质结合以脂蛋白的形式存在,才能在血液循环中转运,因此高脂血症常也称为高脂蛋白血症。由于认识到血浆中高密度脂蛋白胆固醇降低也是一种血脂代谢紊乱,所以称为血脂代谢异常更能全面、准确地反映血脂代谢紊乱的状态。

临床上一般按表型分为高胆固醇血症、高甘油三酯血症、混合型高脂血症及低密度脂蛋白血症，其中前3种统称为高脂血症，在我国比较少见，据调查成年人中血总胆固醇或甘油三酯升高者占10%～20%，甚至在儿童中也有近10%者血脂升高，而且高脂血症的发生率还有逐渐上升的趋势。

中国人血脂水平和血脂异常患病率虽然尚低于多数西方国家，但随着社会经济的发展，人民生活水平的提高和生活方式的变化，人群平均的血清总胆固醇水平正逐步升高。与此同时，与血脂异常密切相关的糖尿病和代谢综合征在我国也十分常见。2002年的调查显示，我国18岁以上血脂异常患病人数已高达1.6亿，35岁以上的人群中有2 500万人同时患有高血压和高脂血症。虽然血脂异常没有明显的症状，可一旦发病却可能造成伤残或死亡。但我国居民对血脂异常的重视度还远远不够，没有意识到血脂异常的危害性，大量患有血脂异常的人未能及时发现，血脂的控制并不理想。

高脂血症的分型

原发性高脂血症：原发性高脂血症即未找到系统性疾病引起血脂异常，往往由于遗传因素或后天环境因素所致。生活方式不良所致原发性高脂血症，临床最为多见，属遗传性脂代谢紊乱疾病。部分原发性高脂血症是由于先天性缺陷所致，如低密度脂蛋白胆固醇受体基因缺陷引起家族性

高胆固醇血症等，此类型极为少见。

继发性高脂血症：继发性高脂血症是指由于全身系统性疾病所引起的血脂异常。可引起血脂升高的系统性疾病主要有糖尿病、肾病综合征、甲状腺功能减退，其他疾病有肾衰竭、肝脏疾病、系统性红斑狼疮、糖原累积症、骨髓瘤、脂肪萎缩症、急性卟啉病、多囊卵巢综合征等。此外，某些药物如利尿药、β受体阻滞药、糖皮质激素等也可能引起继发性血脂升高。

高脂血症的危害

血脂本来是人体内的必备物质。在通常情况下，血脂在血管内随血液流动，为人体提供能源和发挥生理功能。只有总胆固醇、低密度脂蛋白胆固醇、甘油三酯过高和(或)高密度脂蛋白胆固醇过低时才变成危害健康的“杀手”。

低密度脂蛋白胆固醇穿过血管上皮细胞，到达血管壁，沉积下来，发生粥样改变就可能对人体造成极大危害。这种情况如果发生在心脏，就引起冠心病；发生在脑，就会出现脑卒中；如果堵塞眼底血管，将导致视力下降、失明；如果发生在肾，就会引起肾动脉硬化，肾衰竭；发生在下肢，会出现肢体坏死、溃烂等。此外，高血脂可引发高血压，诱发胆结石、胰腺炎，加重肝炎，导致男性性功能障碍、老年性痴呆等疾病。

高血脂与冠心病：冠心病的发病中有若干危险因素起重要作用，包括高胆固醇血症、高血压、吸烟和糖尿病、低高密度脂蛋白血症。在以上各因素中高胆固醇血症最被重视，低密度脂蛋白胆固醇升高是冠心病的主要危险因素，理想的低密度脂蛋白胆固醇应<2.6 mmol/L，饮食结构不合理可导致低密度脂蛋白胆固醇水平升高。

高血脂与高血压：血脂异常与高血压不仅都是导致动脉硬化的危险因素，而且两者关系密切。大量研究表明，许多高血压患者伴有脂质代谢紊乱，血中胆固醇和甘油三酯含量显著增高，而高密度脂蛋白胆固醇含量较低。另一方面，许多高血脂患者也常合并有高血压，两者成因果关系，但究竟何因何果，目前尚不清楚。同时，高血压和高脂血症都是冠心病的重要危险因素，因而可见三者之间的关联性。高血脂、高血压两者都较易发生于：① 体型肥胖者；② 嗜好高脂、高盐、高糖饮食或烟酒者、生活无规律、压力大、精神紧张者；③ 有糖尿病、高血压或高血脂家族史者。

高血脂与脑卒中：脑血管病的发生，与血脂代谢异常有着十分密切的关系。当血液中胆固醇增高时，容易形成动脉粥样硬化斑块，这些斑块在动脉壁内堆积，导致脑动脉管腔狭窄、血栓形成或脱落阻塞脑血管，引起脑栓塞。研究表明，长期调脂治疗能明显减低脑卒中的发病率和致残率。

高血脂与糖尿病：绝大多数糖尿病患者在患病前期和发病早期合并高甘油三酯血症或混合性高脂血症，其本质的关系是超重、肥胖症。血脂异常可加重糖尿病，更容易导致脑卒中、冠心病、肢体坏死、眼底病变、肾病变、神经病变等，这些远期并发症是造成糖尿病患者残疾或过早死亡的主要原因。

冠心病合并高脂血症患者的饮食

冠心病合并高脂血症患者必须减少脂肪的摄入，即低脂肪饮食。根据中国营养学会制定的《中国居民膳食指南(2007)》，健康人每日摄入脂肪的合理数量是：脂肪提供的能量(供能比)占总能量的20%～30%。具体做法参见第4章第二节冠心病患者的日常饮食(脂肪部分)。

具体的饮食内容可参见下表。

高脂血症膳食控制方案

食物类别	每日限制量	选 择 品 种	减少或避免品种
主食类	500克(男) 400克(女)	米、面、各类杂粮粗细搭配，粗杂粮、全麦食品和薯类应占主食总量的50%	精制食品、各类油炸食品和糕点、饼干、汉堡、方便面
畜、禽肉类	50～100克 平均75克	猪瘦肉(去皮)、牛肉(去皮)、羊肉(去皮)	肥肉、五花肉、禽肉皮、肥羊、肥牛、炸鸡、加工肉制品(各种肉肠、肉罐头)鱼子、鲍鱼、动物内脏(肝、脑、肾、肺、胃、肠)
蛋类	每周2个	鸡蛋、鸭蛋、蛋清，以蒸、煮等方式烹饪	蛋黄、煎蛋、炒蛋

续　表

食物类别	每日限制量	选 择 品 种	减少或避免品种
奶类	每周250克	脱脂或低脂牛奶、奶粉、酸奶、奶酪	全脂奶粉、全脂乳酪、奶油、黄油、甜炼乳
食用油	每人每日＜20克	花生油、菜籽油、豆油、葵花子油、橄榄油、玉米油、鱼油	棕榈油、猪油、牛油、羊油、奶油、鸡油、鸭油、黄油、色拉油
糖类	10克	白糖、红糖	糕点、甜食、奶油蛋糕、巧克力、冰淇淋
新鲜蔬菜	400～500克	深绿叶蔬菜、红黄色蔬菜	腌制或不新鲜的蔬菜
新鲜水果	50克	各种水果	加工果汁、加糖果味饮料
盐	5克		黄酱、豆瓣酱、虾酱、咸菜
海鲜类	每周吃鱼＞2次，不用油炸或油煎等方式烹饪	常见鱼虾类、贝类、海蜇、海参	鱿鱼、鱼子、牡蛎、咸鱼
豆制品	干豆30克（或豆腐150克，豆制品、豆腐干等45克）	黄豆、豆腐、豆浆、豆腐皮、腐竹	油豆腐、豆腐泡、素什锦

冠心病合并糖尿病

糖尿病的概述

糖尿病是一组由遗传和环境因素相互作用而引起的临床综合征,因胰岛素分泌绝对或相对不足以及细胞对胰岛素敏感性降低,而引起糖、蛋白质、脂类、水和电解质等一系列紊乱,临床上以高血糖为主要共同标志。

糖尿病可分为两型。胰岛素依赖型糖尿病又称为1型糖尿病,是分泌胰岛素的细胞——B细胞分泌的胰岛素异常,或者是B细胞受到了自身免疫系统的攻击,数量锐减,导致胰岛素分泌严重不足所致。1型糖尿病多发生于青少年,与遗传、自身免疫因素等有关,起病急,必须依赖胰岛素治疗。非胰岛素依赖型糖尿病(2型糖尿病)是由于血液循环中对抗胰岛素的势力增加("胰岛素抵抗")和胰岛素作用不足,或者B细胞发生缺陷不能利用胰岛素,常发生于中老年人,有更强的遗传和环境因素,肥胖是其重要诱发因素之一。

据WHO估计,目前全世界糖尿病患者总数已超过1.3亿。在全世界范围内的成年人人群中出现糖尿病的广泛流行,这种倾向与生活方式的改变和社会经济的发展密切相关,尤其在由贫穷向富裕转变的群体中表现得更加明显。

近20年来，我国糖尿病患病率显著增加。按照国际糖尿病联盟(IDF)公布的资料，2003年我国20岁以上的成年人口约为8.78亿，糖尿病的患病率为2.7%，估计糖尿病患病总人数为2 400万，其中农村1 100万，城市1 300万。60岁以上的患者约占1 100万。预计到2025年，我国20岁以上的成年人口约为10.79亿，糖尿病的患病率为4.3%，患者总计4 600万，其中农村1 450万，城市3 165万。60岁以上的患病人群2 500万。

糖尿病的诊断

糖尿病的临床表现因病情轻重、病程长短及并发症的有无而不同。早期和轻症者可无任何症状，特别是2型糖尿病初期大部分患者无症状，很多患者往往是发现小便有泡沫、浑浊，若病情进展，当血糖>8.9 mmol/L时就会出现糖尿病典型的“三多一少”症状，即多饮、多尿、多食和体重减轻，严重者可表现为糖尿病的急性代谢综合征，如糖尿病酮症酸中毒、糖尿病高渗性昏迷、乳酸酸中毒，部分患者可出现糖尿病的并发症如心脑血管疾病、视力障碍、皮肤和泌尿系感染，女性可外阴瘙痒等首发症状。

血糖测定是诊断糖尿病的重要指标，餐后2小时血糖(2 hPG)≥11.1 mmol/L和(或)空腹血糖(FPG)≥7.0 mmol/L，即可诊断为糖尿病。目前我国常用的糖尿病诊断标准为WHO 1999标准。

糖代谢分类

糖代谢分类	WHO1999	
	FPG(mmol/L)	2hPG(mmol/L)
正常血糖	<6.1	<7.8
空腹血糖受损(IFG)	6.1～7.8	<7.8
糖耐量降低(IGT)	<6.1	7.8～11.1
糖尿病(DM)	≥7.0	≥11.1

糖尿病诊断依据

诊 断 依 据	静脉血浆葡萄糖水平
1. 糖尿病症状(典型症状包括多饮、多尿和不明原因的体重下降)加	
① 随机血糖(指不考虑上次用餐时间,一天中任意时间的血糖)	≥11.1
② 空腹血糖(空腹状态指至少 8 小时没有进食热量)	≥7.0
③ 葡萄糖负荷后 2 hPG	≥11.1
2. 无症状者,需另日复查血糖明确诊断	

糖尿病的危害

高血糖的危害主要包括对血管的损害和对机体物质代谢的影响。

血管:高血糖可导致毛细血管硬化、受损,糖尿病眼

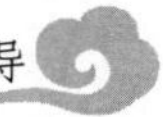

病、糖尿病肾病、糖尿病周围神经病变是糖尿病的三大并发症。大、中动脉的内膜受损而引起动脉硬化。动脉硬化一旦发生，高血压、冠心病会接踵而来。

物质代谢：血糖升高，体内代谢的异常途径——山梨醇代谢被启动。其代谢产物山梨醇可使微小血管、毛细血管内膜发生水肿，引起全身慢性并发症。血脂和蛋白质代谢出现紊乱，低密度脂蛋白升高，高密度脂蛋白下降，加速动脉硬化。而且，机体细胞燃烧脂肪、蛋白质等代替品时，会释放出一种名为酮体的酸性物质，酮体会毒害身体，不及时发现，会危及生命。糖尿病严重时，水、盐代谢紊乱，酸碱平衡被打破，严重时可危及生命。

糖尿病与冠心病

糖尿病可加速冠心病和心肌病的发生，其原因除高血糖外，主要还与其常合并脂质代谢异常、高血压、血液流变学异常及胰岛素抵抗或高胰岛素血症等有关。

糖尿病患者发生血管粥样硬化的机制不仅包括传统的危险因素如年龄、性别、遗传、高血糖、血脂紊乱、高血压、吸烟和肥胖等，还包括胰岛素抵抗（IR）、内皮细胞功能受损、纤溶异常、氧化应激增强、慢性炎症反应因子和细胞因子增高、蛋白尿等非传统危险因素。糖尿病并发冠心病具有以下特点：

病情发展快：糖尿病患者具有比一般人多的导致冠状

动脉粥样硬化的危险因素，如高血糖、高胰岛素血症和高血脂的刺激、高血压导致血流动力学改变，从而诱发和加重动脉粥样硬化的进程，使冠状动脉粥样硬化斑块损害加速发展，血栓形成危险性增高。1 型糖尿病患者冠心病发生年龄可提高至 30～40 岁，2 型糖尿病冠心病的好发年龄通常在 50～60 岁。

病情重：糖尿病患者一旦被发现患有冠心病，病变程度较重。常表现为频繁发生心绞痛、心律失常，冠状动脉造影检查发现，多数患者为 2～3 支冠状动脉变和左冠状动脉主干病变，且狭窄程度较为严重。这种严重程度与血糖水平及制程度无关，可能受其他一些复杂因素的影响。糖尿病合并冠心病患者女性多于男性，且较男性病情重。

病死率高：心血管病是糖尿病患者的主要死亡原因。糖尿病患者并发冠心病时，典型症状会变得较轻甚至被掩盖，从而出现“无痛型或轻痛型心肌梗死”，约为非糖尿病合并冠心病患者的 2 倍，这是因为糖尿病损伤神经系统，特别是神经末梢，使疼痛感减弱，这类患者因为心肌梗死、心绞痛时没有胸痛或表现轻微而容易误诊。糖尿病合并心肌梗死后，梗死面积一般较大，预后不良，而且易发生严重的心功能不全、心源性休克、心脏破裂、猝死和严重心律失常。

治疗难度大：糖尿病患者的心脏血管病变常常是弥漫性的，严重者无法用放置冠状动脉支架来解决，只能实施开胸做冠状动脉搭桥手术。如果整个血管系统都有严重病变，则搭桥手术也无法进行。

冠心病合并糖尿病患者的饮食

合理控制热量：合理控制热量是糖尿病饮食治疗的首要原则。体重正常者，在病情稳定的情况下，成年人一般每日供给热量以 7 536～9 211 千焦(1 800～2 200 千卡)为宜。热能的供给应根据年龄、性别、身高、体重、活动量、血糖、有无并发症确定。粮食是一日三餐必不可少的主食。糖尿病患者宜吃含纤维成分较多的粗粮类，如果同时患有痛风，主食应以吃细粮为主，纤维素类食物可用蔬菜代替。

控制糖类：通常糖类应占总热能的 55%～65%。开始时糖类为每日 200 克左右，然后根据血糖、尿糖和用药情况加以调整。一般每日宜供给 250～300 克。按照主食计算，轻体力劳动者每日 250～300 克，中等体力劳动者每日 300～400 克，个别重体力劳动者为 400～500 克。2 型糖尿病或具有胰岛素抵抗的脂肪肝性糖尿病患者，其糖代谢紊乱情况往往是随肝功能好转而好转，因此应控制含糖量高的主食，禁忌纯糖食物和含糖量高的副食品，如马铃薯、藕以及糕点等。

保证蛋白质摄入：患有糖尿病时，由于机体细胞得不到足够的糖类燃料，所以蛋白质的分解增强，合成受到阻碍，因此消耗增多，日渐消瘦。长此以往，将会导致贫血、衰弱、抵抗力下降，易并发感染。因此糖尿病患者要注意蛋白质的摄入。

降低脂肪供给：高脂血症及心脑血管疾病是糖尿病常见并发症，饮食中脂肪过多是引发这些并发症的罪魁祸首，因此应降低脂肪的供给。脂肪应占总热量的20%～30%，限制动物脂肪和饱和脂肪酸的摄入。植物油至少应占总脂肪的1/3以上。

注意饮食方式及饮食宜忌：可多吃含糖量低、含丰富膳食纤维的蔬菜，以增加饱腹感。限量吃水果，同时减少主食量。如苹果、梨、橘等，每种200～250克可换成主食25克。水果最好在早晨吃或两餐之间或晚餐后睡前1小时吃，病情控制不好时最好不吃。忌食红糖、白糖和各类甜点（蛋糕、冰淇淋、各种点心），限制含糖量高的水果（西瓜、葡萄、雪梨），粗细粮搭配（燕麦、玉米、南瓜、红薯、山药等），少吃多餐、细嚼慢咽。

附一

体质测评方法

九种体质测评方法(<65岁)

➤ 判定方法

回答《中医体质分类与判定表》中的全部问题,每一问题按5级评分,计算原始分及转化分,依标准判定体质类型:

原始分=各个条目的分会相加

转化分数=[(原始分-条目数)/(条目数×4)]×100

➤ 判定标准

平和质为正常体质,其他8种体质为偏颇体质,判定标准见下表。

体质类型	条　　件	判定结果
平和质	● 转化分≥60分 ● 其他8种体质转化分均<30分	是
	● 转化分≥60分 ● 其他8种体质转化分均<40分	基本是
	不满足上述条件者	否

续 表

体质类型	条 件	判定结果
偏颇体质	转化分≥40分	是
	转化分30～39分	倾向是
	转化分<30分	否

示例1

某人各体质类型转化分为：平和质75分，气虚质56分，阳虚质27分，阴虚质25分，痰湿质12分，湿热质15分，血瘀质20分，气郁质18分，特禀质10分。

根据判定标准，虽然平和质转化分≥60分，但其他8种体质转化分并未全部<40分，其中气虚质转化分≥40分，故此人不能判定为平和质，应判定为是气虚质。

示例2

某人各体质类型转化分为：平和质75分，气虚质16分，阳虚质27分，阴虚质25分，痰湿质32分，湿热质25分，血瘀质10分，气郁质18分，特禀质10分。

根据判定标准，平质转化分≥60分，同时，痰湿质转化分在30～39之间，可判定为痰湿质倾向，故此人最终体质判定结果基本是平和质，有痰湿质倾向。

➤ 中医体质分类与判定表(＜65 岁)

平和质(A 型)

	没有（根本不）	很少（有一点）	有时（有些）	经常（相当）	总是（非常）
(1) 您精力充沛吗?	1	2	3	4	5
(2) 您容易疲乏吗?*	1	2	3	4	5
(3) 您说话声音低弱无力吗?*					
	1	2	3	4	5
(4) 您感到闷闷不乐、情绪低沉吗?*					
	1	2	3	4	5
(5) 您比一般人耐受不了寒冷(冬天的寒冷,夏天的冷空调、电扇)吗?*					
	1	2	3	4	5
(6) 您能适应外界自然和社会环境的变化吗?					
	1	2	3	4	5
(7) 您容易失眠吗?*	1	2	3	4	5
(8) 您容易忘事(健忘)吗?*	1	2	3	4	5

注：标有 * 的条目需先逆向计分，即：1→5，2→4，3→3，4→2，5→1，再用公式转化分。

判断结果：□是　□倾向是　□否

气虚质(B 型)

	没有（根本不）	很少（有一点）	有时（有些）	经常（相当）	总是（非常）
(1) 您容易疲乏吗?	1	2	3	4	5
(2) 您容易气短(呼吸短促,接不上气)吗?					
	1	2	3	4	5

续　表

	没有（根本不）	很少（有一点）	有时（有些）	经常（相当）	总是（非常）
(3) 您容易心慌吗？	1	2	3	4	5
(4) 您容易头晕或站起时晕眩吗？					
	1	2	3	4	5
(5) 您比别人容易患感冒吗？	1	2	3	4	5
(6) 您喜欢安静、懒得说话吗？					
	1	2	3	4	5
(7) 您说话声音低弱无力吗？	1	2	3	4	5
(8) 您活动量稍大就容易出虚汗吗？					
	1	2	3	4	5

判断结果：□是　□倾向是　□否

阳虚质(C型)

	没有（根本不）	很少（有一点）	有时（有些）	经常（相当）	总是（非常）
(1) 您手脚发凉吗？	1	2	3	4	5
(2) 您胃脘部、背部或腰膝部怕冷吗？					
	1	2	3	4	5
(3) 您感到怕冷、衣服比别人穿得多吗？					
	1	2	3	4	5
(4) 您比一般人耐受不了寒冷（冬天的寒冷，夏天的冷空调、电扇等）吗？					
	1	2	3	4	5

续 表

	没有（根本不）	很少（有一点）	有时（有些）	经常（相当）	总是（非常）
（5）您比别人容易患感冒吗？					
	1	2	3	4	5
（6）您吃（喝）凉的东西会感到不舒服或者怕吃（喝）凉东西吗？					
	1	2	3	4	5
（7）您受凉或吃（喝）凉的东西后，容易腹泻（拉肚子）吗？					
	1	2	3	4	5

判断结果：□是 □倾向是 □否

阴虚质（D型）

	没有（根本不）	很少（有一点）	有时（有些）	经常（相当）	总是（非常）
（1）您感到手脚心发热吗？	1	2	3	4	5
（2）您感觉身体、脸上发热吗？					
	1	2	3	4	5
（3）您皮肤或口唇干吗？	1	2	3	4	5
（4）您口唇的颜色比一般人红吗？					
	1	2	3	4	5
（5）您容易便秘或大便干燥吗？					
	1	2	3	4	5
（6）您面部两颧潮红或偏红吗？					
	1	2	3	4	5

续 表

	没有（根本不）	很少（有一点）	有时（有些）	经常（相当）	总是（非常）
(7) 您感到眼睛干涩吗？	1	2	3	4	5
(8) 您感到口干咽燥、总想喝水吗？					
	1	2	3	4	5

判断结果：□是 □倾向是 □否

痰湿质(E型)

	没有（根本不）	很少（有一点）	有时（有些）	经常（相当）	总是（非常）
(1) 您感到胸闷或腹部胀满吗？					
	1	2	3	4	5
(2) 您感到身体沉重不轻松或不爽快吗？					
	1	2	3	4	5
(3) 您腹部肥满松软吗？	1	2	3	4	5
(4) 您有额部油脂分泌多的现象吗？					
	1	2	3	4	5
(5) 您上眼睑比别人肿(上眼睑有轻微隆起的现象)吗？					
	1	2	3	4	5
(6) 您嘴里有黏黏的感觉吗？					
	1	2	3	4	5
(7) 您平时痰多，特别是咽喉部总感到有痰堵着吗？					
	1	2	3	4	5

续　表

	没有（根本不）	很少（有一点）	有时（有些）	经常（相当）	总是（非常）
(8) 您舌苔厚腻或有舌苔厚厚的感觉吗？					
	1	2	3	4	5

判断结果：□是　□倾向是　□否

湿热质(F 型)

	没有（根本不）	很少（有一点）	有时（有些）	经常（相当）	总是（非常）
(1) 您面部或鼻部有油腻感或者油亮发光吗？					
	1	2	3	4	5
(2) 您容易生痤疮或疮疖吗？	1	2	3	4	5
(3) 您感到口苦或嘴里有异味吗？					
	1	2	3	4	5
(4) 您大便黏滞不爽、有解不尽的感觉吗？					
	1	2	3	4	5
(5) 您小便时尿道有发热感、尿色浓（深）吗？					
	1	2	3	4	5
(6) 您带下色黄（白带颜色发黄）吗？（限女性回答）					
	1	2	3	4	5
(7) 您的阴囊部位潮湿吗？（限男性回答）					
	1	2	3	4	5

判断结果：□是　□倾向是　□否

血瘀质(G型)

	没有(根本不)	很少(有一点)	有时(有些)	经常(相当)	总是(非常)
(1) 您的皮肤在不知不觉中会出现青紫瘀斑(皮下出血)吗?					
	1	2	3	4	5
(2) 您两颧部有细微红丝吗?					
	1	2	3	4	5
(3) 您身体上有哪里疼痛吗?					
	1	2	3	4	5
(4) 您面色晦黯或容易出现褐斑吗?					
	1	2	3	4	5
(5) 您容易有黑眼圈吗?	1	2	3	4	5
(6) 您容易忘事(健忘)吗?	1	2	3	4	5
(7) 您口唇颜色偏黯吗?	1	2	3	4	5

判断结果:□是 □倾向是 □否

气郁质(H型)

	没有(根本不)	很少(有一点)	有时(有些)	经常(相当)	总是(非常)
(1) 您感到闷闷不乐、情绪低弱吗?					
	1	2	3	4	5
(2) 您容易精神紧张、焦虑不安吗?					
	1	2	3	4	5

续　表

	没有（根本不）	很少（有一点）	有时（有些）	经常（相当）	总是（非常）
(3) 您多愁善感、感情脆弱吗?					
	1	2	3	4	5
(4) 您容易感到害怕或受到惊吓吗?					
	1	2	3	4	5
(5) 您胁肋部或乳房胀痛吗?					
	1	2	3	4	5
(6) 您无缘无故叹气吗?	1	2	3	4	5
(7) 您咽喉部有异物感,且吐之不出、咽之不下吗?					
	1	2	3	4	5

判断结果：□是　□倾向是　□否

特禀质(Ⅰ型)

	没有（根本不）	很少（有一点）	有时（有些）	经常（相当）	总是（非常）
(1) 您没有感冒时也会打喷嚏吗?					
	1	2	3	4	5
(2) 您没有感冒时也会鼻塞、流鼻涕吗?					
	1	2	3	4	5
(3) 您有因季节变化、温度变化或异味等原因而咳喘的现象吗?					
	1	2	3	4	5

续 表

	没有 (根本不)	很少 (有一点)	有时 (有些)	经常 (相当)	总是 (非常)
(4) 您容易过敏(对药物、食物、气味、花粉或在季节交替、气候变化时)吗?					
	1	2	3	4	5
(5) 您的皮肤容易起荨麻疹(风团、风疹块、风疙瘩)吗?					
	1	2	3	4	5
(6) 您的皮肤因过敏出现过紫癜(紫红色瘀点、瘀斑)吗?					
	1	2	3	4	5
(7) 您的皮肤一抓就红,并出现抓痕吗?					
	1	2	3	4	5

判断结果:□是 □倾向是 □否

老年人体质测评方法(≥65岁)

➤ 老年人中医体质判定

国家中医药管理局制订了《老年版中医体质分类与判定》标准,根据《老年人中医药健康管理服务记录表》前33项问题采集信息,每一问题按5级评分,依据体质判定标准判定体质类型。

老年人中医药健康管理服务记录表

姓名 □□□-□□□□□□　　　　编号：

请根据近一年的体验和感觉，回答以下问题	没有（根本不/从来没有）	很少（有一点/偶尔）	有时（有些/少数时间）	经常（相当/多数时间）	总是（非常/每天）
（1）您精力充沛吗？（指精神头足，乐于做事）	1	2	3	4	5
（2）您容易疲乏吗？（指体力较差，稍微活动一下或做一点家务劳动就感到累）	1	2	3	4	5
（3）您容易气短，呼吸短促，接不上气吗？	1	2	3	4	5
（4）您说话声音低弱无力吗？（指说话没有力气）	1	2	3	4	5
（5）您感到闷闷不乐、情绪低沉吗？（指心情不愉快，情绪低落）	1	2	3	4	5
（6）您容易精神紧张、焦虑不安吗？（指遇事心情紧张）	1	2	3	4	5
（7）您因为生活状态改变而感到孤独、失落吗？	1	2	3	4	5

续　表

请根据近一年的体验和感觉，回答以下问题	没有（根本不/从来没有）	很少（有一点/偶尔）	有时（有些/少数时间）	经常（相当/多数时间）	总是（非常/每天）
(8) 您容易感到害怕或受到惊吓吗?	1	2	3	4	5
(9) 您感到身体超重不轻松吗?（感觉身体沉重）{BMI 指数=体重(kg)/[身高(m)]^2}	1 (BMI＜24)	2 (24≤BMI＜25)	3 (25≤BMI＜26)	4 (26≤BMI＜28)	5 (BMI≥28)
(10) 您眼睛干涩吗?	1	2	3	4	5
(11) 您手脚发凉吗?（不包含周围温度低或穿的少导致的手脚发冷）	1	2	3	4	5
(12) 您胃脘部、背部或腰膝部怕冷吗?（指上腹部、背部、腰部或膝关节等，有一处或多处怕冷）	1	2	3	4	5
(13) 您比一般人耐受不了寒冷吗?（指比别人容易害怕冬天或是夏天的冷空调、电扇等）	1	2	3	4	5

续 表

请根据近一年的体验和感觉,回答以下问题	没有（根本不/从来没有）	很少（有一点/偶尔）	有时（有些/少数时间）	经常（相当/多数时间）	总是（非常/每天）
(14) 您容易患感冒吗?（指每年感冒的次数）	1 一年＜2 次	2 一年感冒 2～4 次	3 一年感冒 5～6 次	4 一年 8 次 以上	5 几乎每月 都感冒
(15) 您没有感冒时也会鼻塞、流鼻涕吗?	1	2	3	4	5
(16) 您有口黏口腻,或睡眠打鼾吗?	1	2	3	4	5
(17) 您容易过敏(对药物、食物、气味、花粉或在季节交替、气候变化时)吗?	1 从来没有	2 一年 1、2 次	3 一年 3、4 次	4 一年 5、6 次	5 每次遇到 上述原因 都过敏
(18) 您的皮肤容易起荨麻疹吗?（包括风团、风疹块、风疙瘩）	1	2	3	4	5
(19) 您的皮肤在不知不觉中会出现青紫瘀斑、皮下出血吗?（指皮肤在没有外伤的情况下出现青一块紫一块的情况）	1	2	3	4	5

续　表

请根据近一年的体验和感觉，回答以下问题	没有（根本不/从来没有）	很少（有一点/偶尔）	有时（有些/少数时间）	经常（相当/多数时间）	总是（非常/每天）
(20) 您的皮肤一抓就红，并出现抓痕吗？(指被指甲或钝物划过后皮肤的反应)	1	2	3	4	5
(21) 您皮肤或口唇干吗？	1	2	3	4	5
(22) 您有肢体麻或固定部位疼痛的感觉吗？	1	2	3	4	5
(23) 您面部或鼻部有油腻感或者油亮发光吗？(指脸上或鼻子)	1	2	3	4	5
(24) 您面色或目眶晦黯，或出现褐色斑块/斑点吗？	1	2	3	4	5
(25) 您有皮肤湿疹、疮疖吗？	1	2	3	4	5
(26) 您感到口干咽燥、总想喝水吗？	1	2	3	4	5
(27) 您感到口苦或嘴里有异味吗？(指口苦或口臭)	1	2	3	4	5

续 表

请根据近一年的体验和感觉，回答以下问题	没有（根本不/从来没有）	很少（有一点/偶尔）	有时（有些/少数时间）	经常（相当/多数时间）	总是（非常/每天）
(28) 您腹部肥大吗？（指腹部脂肪肥厚）	1（腹围<80 cm，相当于2.4尺）	2（腹围80～85 cm，2.4～2.55尺）	3（腹围86～90 cm，2.56～2.7尺）	4（腹围91～105 cm，2.71～3.15尺）	5（腹围>105 cm，3.15尺）
(29) 您吃（喝）凉的东西会感到不舒服或者怕吃（喝）凉的东西吗？（指不喜欢吃凉的食物，或吃了凉的食物后会不舒服）	1	2	3	4	5
(30) 您有大便黏滞不爽、解不尽的感觉吗？（大便容易黏在马桶上）	1	2	3	4	5
(31) 您容易大便干燥吗？	1	2	3	4	5
(32) 您舌苔厚腻或有舌苔厚厚的感觉吗？（如果自我感觉不清楚可由调查员观察后填写）	1	2	3	4	5

续　表

请根据近一年的体验和感觉，回答以下问题					没有（根本不/从来没有）	很少（有一点/偶尔）	有时（有些/少数时间）	经常（相当/多数时间）	总是（非常/每天）
（33）您舌下静脉瘀紫或增粗吗？（可由调查员辅助观察后填写）					1	2	3	4	5
体质类型	气虚质	阳虚质	阴虚质	痰湿质	湿热质	血瘀质	气郁质	特禀质	平和质
体质辨识	1. 得分____ 2. 是 3. 倾向是	1. 得分____ 2. 是 3. 倾向是	1. 得分____ 2. 是 3. 倾向是	1. 得分____ 2. 是 3. 倾向是	1. 得分____ 2. 是 3. 倾向是	1. 得分____ 2. 是 3. 倾向是	1. 得分____ 2. 是 3. 倾向是	1. 得分____ 2. 是 3. 倾向是	1. 得分____ 2. 是 3. 基本是

体质判定标准表

<table>
<tr><th>体质类型及对应条目</th><th>条　件</th><th>判定结果</th></tr>
<tr><td rowspan="3">气虚质(2)(3)(4)(14)
阳虚质(11)(12)(13)(29)
阴虚质(10)(21)(26)(31)
痰湿质(9)(16)(28)(32)
湿热质(23)(25)(27)(30)
血瘀质(19)(22)(24)(33)
气郁质(5)(6)(7)(8)
特禀质(15)(17)(18)(20)</td><td>各条目得分相加之和≥11分</td><td>是</td></tr>
<tr><td>各条目得分相加之和为9～10分</td><td>倾向是</td></tr>
<tr><td>各条目得分相加之和≤8分</td><td>否</td></tr>
<tr><td rowspan="3">平和质(1)(2)(4)(5)(13)(其中,(2)(4)(5)(13)反向计分,即1→5,2→4,3→3,4→2,5→1)</td><td>各条目得分相加之和≥17分,同时其他8种体质得分均≤8分</td><td>是</td></tr>
<tr><td>各条目得分相加之和≥17分,同时其他8种体质得分均≤10分</td><td>基本是</td></tr>
<tr><td>不满足上述条件者</td><td>否</td></tr>
</table>

➢ 注意事项

信息采集：提醒受试者以一年内的感受与体验为判断依据,而非即时感受。参照括号内的描述向受试者解释其不能理解的条目,但不能主观引导受试者的选择。

表格填写：逐条逐项填写,杜绝漏填。每一个问题只能选一个选项,在最符合的选项上划“√”。如出现规律性选项等情况,需要核实。

体质判定：偏颇体质正向计分,平和质有4个条目反向计分(即1→5,2→4,3→3,4→2,5→1)。判定平和质时,除了达到得分条件外,同时其他8种体质得分均≤10分。当每种体质得分相加均≤8分,出现无法判断体质类型等情况,则需2周后重新填写。

附二

曙光医院治未病中心
医生门诊信息

张晓天

高血压、亚健康专家门诊：周三上午（东院）、周四下午（西院）

朱蕴华

糖尿病专家门诊：周一、周四上午（东院）

郑　珏

脂肪肝专病门诊：周二全天（东院）

郭丽雯

便秘专病门诊：周五全天（东院）

汤峥丽

高血压专病门诊：周一、周四下午（东院）

王　莹

冠心病专病门诊：周三下午（东院）

亚健康专病门诊：周三上午（东院）